EL DETOX QUE TE CONVIENE

¡La herramienta máxima para una salud optima!

Publicado en Los Ángeles C. A. © 2018

Derecho reservado a Yahaira Florentino

DEDICATORIA

ESTE LIBRO LO DEDICO A MI JESÚS, EL REY DE REYES, PUES MI INSPIRACIÓN DE SERVIR A MI COMUNIDAD DE VARIAS MANERAS, VIENE DE ARRIBA.
MI FAMILIA HERMOSA., MI ESPOSO E HIJOS Y GATA, CADA UNO FORMA PARTE DE MÍ, DE LO QUE SOY Y LO QUE HAGO.

Y TAMBIÉN LO DEDICO A TODAS LAS PERSONAS QUE QUIEREN MEJORAR SU SALUD DE MANERA NATURAL Y HAN ENTENDIDO QUE EL TEMA DE SU SALUD ESTÁ LIGADO A LA ALIMENTACIÒN Y VALIENTEMENTE CAMBIAN SU ESTILO DE VIDA. GRACIAS A LOS QUE ME PERMITEN APORTARLES ALGO POSITIVO A SU SALUD PERSONAL.

¡GRACIAS, GRACIAS , GRACIAS!

iii

Yahaira Florentino

iv

"TODO LO PUEDO EN CRISTO QUE ME FORTALECE "

FILIPENSES 4:13

TABLA DE CONTENIDO

Sigue a Yahaira Florentino

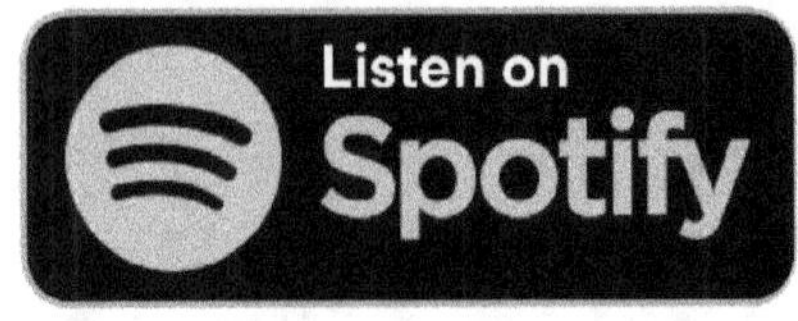

Holísticamente Hablando.

queteconviene

que_te_convine

#queteconviene

PREFACIO...

Mi historia es muy parecida a la de Yahaira. Picos de azúcar, intolerancias, incomodidades y adaptaciones alimenticias me llevaron a usar mi profesión para ayudar a sanar (me) y crear mejores hábitos alimenticios sin sufrir, y así aprender a vivir con salud integral. Siempre supe que mi misión en la vida era la de servir y ayudar, sin embargo, nunca hubiera imaginado que debía empezar por mí para poder ayudar a los demás. Este libro está lleno de verdades científicamente respaldadas que nos ayudarán a escuchar a nuestro cuerpo y ayudarle a sanar desde adentro para vivir mejor y más bonito.

Gracias YAHAIRA, por compartir salud y buenas vibras con tanto amor.

La Healthy Mexicana
Chef Fernanda Álvarez

INTRODUCCIÓN

Cuando decidí escribir un libro sobre détox, en el 2014, no era un tema de interés muy popular, pero en el mundo de la medicina holística es un tema conocido desde hace décadas.

Últimamente, el tema del ¨détox ¨ está en auge. Hoy día todos sabemos sobre temas de salud que quizás antes, solo los profesionales manejaban y el détox es uno de ellos.

Limpieza de cuerpo o desintoxicación, se refiere a la remoción fisiológica o medicinal de substancias tóxicas del cuerpo del ser humano. ¿Porque es necesario hacer détox por lo menos 2 veces al año los que llevan vida saludable, y cada 3 meses los que no llevan buena alimentación y viven en stress? Pues, porque en el mundo en que vivimos, la cultura y medioambiente que nos rodea, así lo amerita. Hoy día en cinco minutos respiramos más toxinas que lo que nuestros abuelos respiraron en toda su vida; según estudios realizado por el instituto francés de salud, y el centro de enfermedades mundial (CDC). De manera que el détox debe ser parte de nuestra rutina para mantenernos en estado de homeostasis. Según numerosos estudios, el 99% de TODAS las enfermedades (cáncer, diabetes, enfermedades del corazón, Alzheimer, etc.) tienen una causa raíz y existe una manera científica de prevenir casi, TODAS ellas.

Cuando yo era niña, casi nunca supe de nadie que moría joven, de ninguna enfermedad, ni tuve amistades con cáncer. En cambio, en el mundo de hoy, el cáncer y los tumores, son parte del día a día en todos los ámbitos sociales. Ver niños padeciendo esta enfermedad, es muy ¨normal¨. Lo más triste es que la mayoría de los niños y jóvenes, muriendo de cáncer hoy, nacieron sanos (según la CDC). El bombardeo de toxinas, y la mala alimentación (desnutrición) es el gran mal de este siglo. Por esa razón es que la limpieza de cuerpo, o détox es la herramienta necesaria para mantenerse en balance.

¿Pero cuál es el mejor détox para ti?

Esa pregunta será contestada a lo largo de este pequeño libro. Hay muchos métodos, y dietas ¨détox¨ y examinaremos varios aquí.

Yo tengo una historia intensa de superación de enfermedades y sanidad. Las dietas depurativas, ayunos, limpieza de cuerpo, hidro-terapia de colon etc. Son parte de mi vida desde hace ya muchos años. La primera vez que enfermé tenía 17 años. Fui diagnosticada con hepatitis A, que no es más que una anemia grave y debilita el hígado. En esa época mi padre quien siempre ha sido un naturista nato, decidió aplicar conocimientos ancianos, conocidos por la gente de campo. Papi me puso en una dieta que nunca olvidaré: batata (camote, o moniato) mantequilla de maní, zanahoria, zumo de remolacha con miel de abeja, almendras y sardinas. En cosa de 2 meses mi salud estaba restablecida. Esa no fue la primera vez que usábamos medicina natural en casa, y es que para cada mal hay un té o remedio casero. Desde siempre éramos practicantes holísticos en mi familia, evitábamos comer refrescos, o comida en lata, o fritura en la calle. Sin embargo, se cometían errores como; usar sal y azúcar refinada, cocinar con aceites refinados o usar sazonadores en polvo, además de siempre comer pan y pastas.

A mis 18 me empezó a bajar la glucosa en la sangre, lo que me provocaba mareos horribles y hasta desmayos en medio de la calle. Cada vez me que me daba eso, terminaba en sala de emergencias y siempre me recetaban inyecciones de insulina. Mi papá muy sabio, jamás cumplió con esto, me decía " el que se inyecta insulina, se condena a depender de eso para siempre "y tenía razón. En ese entonces seguimos las orientaciones de un doctor naturópata, quien me puso en una dieta alta en lácteos enteros, es decir; con toda la grasa y de vaca de campo y que no coma meriendas. En ese entonces el "naturismo" era muy aceptado en mi país, pero era más enfocado en tomar té de raíces y suplementos herbales, sin embargo, mi padre encontró a alguien que se enfocaba en comer para sanar, lo que años más tarde se llamaría "medicina holística" que es curar con comida, como lo sugirió Hipócrates hace miles de años.

Los naturistas siempre recomiendan una limpieza de cuerpo y rutina de eliminación antes de entrar en la rutina alimenticia que te va a sanar. Eliminando todo lo blanco o refinado como, harinas, pan, azúcar aceites y sal. Hasta hace pocos años todavía recomendaban la soya, lo que hoy día ya se sabe que es el gran fraude de la industria alimenticia. Eliminar la soya es vital para una salud balanceada, limpiar tu sistema de todo lo que la soya te contamina, no es tan fácil. "La soya inhibe el cuerpo, de absorber nutrientes además provoca que los minerales y minerales se desperdicien, por su gran contenido de anti-nutrientes, lo que causa anemia " www.westonsprice.com

CAPITULO 1

DETOX DE ALCOHOL

La mejor dieta para la desintoxicación del alcohol es mucha agua y verduras, especialmente verdes. Comer es lo que menos que hay que pensar cuando se trata de una desintoxicación de alcohol. Pero dado que el alcohol tiene una conexión directa con la capacidad de su cuerpo para procesar y metabolizar ciertos nutrientes, es crucial que comience a alimentar a su cuerpo con los nutrientes que necesita para sanar adecuadamente.

Durante el principio de la desintoxicación puede ser difícil comer cualquier alimento, pero a medida que los síntomas mejoran es importante llevar una dieta balanceada y el cuerpo vuelve a estar en armonía y funcionara mejor.

Durante las etapas iniciales de la desintoxicación de alcohol mantenerse hidratado es lo más importante. Las etapas iniciales de la abstinencia de alcohol normalmente inducirán algunos de los siguientes síntomas:

Depresión.

Pérdida de apetito

Náuseas o vómitos

Fatiga

Ansiedad

Y más…

Estos síntomas se agravan si también está deshidratado. Como el alcohol deshidrata el cuerpo, hay que trabajar el doble para asegurarse un suministro correcto de agua. Incluso si no se siente sed, hay que tratar de beber agua para ayudar regenerar las células y a limpiar las toxinas.

Incorporar sopas y líquidos durante la desintoxicación inicial

La primera vez que se hace desintoxicación de alcohol, que generalmente dura entre 24 y 72 horas, puede ser difícil mantener los alimentos escasos. No hay que esforzarse a comer comidas pesadas, incluso si son saludables. Es que lo mejor es, concentrarse en comer sopas y jugos verdes para darle al cuerpo algún tipo de sustento.

Uno debe asegurarse de que las sopas contengan muchas vegetales verdes y amargas e incluso fuentes de proteínas magras, como, aves o pescado salvaje. También se puede tomar tés y jugos verdes para continuar brindando a su cuerpo apoyo nutricional ya que los síntomas de abstinencias se agudizan si no hay sustento. Incluir soporte vitamínico y mineral

La mayoría de las personas que son alcohólicas suelen tener una variedad de deficiencias de vitaminas y minerales. El alcohol provoca que su cuerpo pierda los nutrientes de manera rápida, y hace que el cuerpo necesite más vitaminas del grupo-B. Las vitaminas B son cruciales para convertir los alimentos en energía utilizable. Los alimentos comunes de desintoxicación que contienen vitaminas B incluyen: huevos, nueces, verduras de hoja verde, leche, frijoles y granos enteros y carnes rojas.

Otras vitaminas liposolubles de las que puede carecer incluyen:

Vitamina A (encontrada en pescado, zanahorias, huevos, lácteos)

Vitamina D (Huevos, lácteos y pescado graso)

Vitamina E (almendras, lácteos, huevos, nueces y aceites vegetales)

Vitamina K (lácteos, aceite de oliva hígado)

Es importante mantener los carbohidratos bajos porque los carbohidratos como las frutas y cereales contienen azúcar; el azúcar se convierte en alcohol en el hígado, se debe de evitar o mantener al mínimo. Por esa razón las personas que se desintoxican del alcohol anhelen bocadillos y dulces azucarados. De acuerdo con Mayoclinic.com. Algunas frutas bajas en azúcar y altas en acido son los arándanos, toronja y cerezas. Lo agridulce fortalece y regenera el hígado.

Enfocarse en alimentos saludables que lo respalden en el camino hacia la recuperación. Incluso si era un comedor relativamente saludable mientras bebía, el alcohol aún afecta la capacidad de su cuerpo para utilizar y digerir nutrientes importantes.

Muchas verduras saludables, fuentes de proteínas completa como pescado y carne roja y de ave, muy pocos granos integrales, nueces, frijoles (ACTIVADOS) y lácteos de ganado criado al pasto. También es importante incluir aceites saludables como el aceite de oliva y el de coco.

Debido a sus altas cantidades de fibra, las verduras se digieren difícilmente si son bien cocidos a fuego bajo y con sal de Himalaya y grasa saludable.

Pimienta de cayena

Aunque puede no parecer atractivo, agregar pimienta de cayena a los alimentos puede reducir los antojos de alcohol y aumentar el apetito. Esto es beneficioso porque en la desintoxicación el ayuno cae como anillo al dedo. El pimiento de cayena también puede ayudar a disminuir los síntomas de abstinencia de alcohol, como las náuseas. Aunque asegurarse de comer estos alimentos durante la desintoxicación no garantiza una navegación sin problemas, es posible que bajen los antojos que acompañan a la etapa de desintoxicación.

Si elige un programa de tratamiento para ayudar a su desintoxicación y recuperación del alcohol, es importante que busque un programa que incluya terapia de modificación de comportamiento como parte del programa de détox. Esto ayudará a que su recuperación sea real y facilitará su transición a una vida sobria.

Fuentes:

"Recuperación de la dieta y el uso de sustancias" Universidad de Maryland (24 de febrero de 2014). Hass 827 de enero de 2016),

Elson. "Programas nutricionales para la desintoxicación del alcohol". Global Healing Center. 29 de mayo de 2016.

Gina. "Cómo el alcohol afecta la nutrición y la resistencia" UCSD Wellness. Web.(27 de enero de 2016).

CAPITULO 2

DETOX DE METALES PESADOS

Cuando uno tiene motivos para creer que ha tenido una exposición excesiva a los metales, debe buscar pruebas médicas para saber si esta intoxicada con metales pesados. Las pruebas en forma de análisis de cabello o una prueba de sangre ahora están ampliamente disponibles y son útiles para confirmar si es cierto lo que se sospecha. Incluso si elige no someterse a la prueba de toxicidad, muchos de los cambios en la dieta y el estilo de vida descritos a continuación seguirán siendo beneficiosos para el funcionamiento del sistema inmunitario, la función hepática, la salud intestinal y más.

El objetivo principal de una desintoxicación de metales pesados es eliminar estos, si se han acumulados en su cerebro y sangre, los riñones, el hígado, el corazón. El sistema linfático y el sistema respiratorio también se beneficiarán con este détox.

¿Cómo se eliminan los metales del cuerpo? La forma más común es a través de la quelación. La terapia de quelación es un procedimiento médico (aunque también se puede realizar en el hogar) que implica la administración de agentes quelantes para eliminar los metales pesados del cuerpo al unirse a las moléculas y permitir que se disuelvan y se excreten en la orina.

La quelación; es fundamental para la desintoxicación natural de metales pesados porque funciona con glutatión y otras moléculas pequeñas para promover la excreción. Se recomienda que sea realizado por un médico ya que son posibles los efectos secundarios graves, como la eliminación de minerales esenciales y el deterioro cognitivo.

Otras formas de desintoxicar el cuerpo de los metales pesados incluyen hacer cambios en la dieta y usar hierbas, que ayudan a descomponer los metales en moléculas más pequeñas para que puedan eliminarse de la orina, las heces, el sudor e incluso la respiración.

Los beneficios de hacer una desintoxicación de metales pesados incluyen:

Reducción del daño de los radicales libres / estrés oxidativo

Mejoras en el desempeño mental (atención, memoria, aprendizaje, etc.)

Mejora de la salud de la piel

Inmunidad mejorada y salud intestinal

Mejor función digestiva

Mejoras en los niveles de energía

Mejor protección contra enfermedades, trastornos cognitivos y enfermedades autoinmunes.

Dieta de desintoxicación de metales pesados.

En primer lugar, cambiar la dieta debe ser el primer paso para mejorar la salud en general. ¿Qué alimentos pueden ayudar a eliminar los metales pesados del cuerpo?

Los alimentos que consumir mientras se realiza una desintoxicación de metales pesados incluyen:

Vegetales de hoja verde: los verdes obscuros, son algunos de los alimentos de desintoxicación de metales pesados más poderosos. Intentar tener algún tipo de verduras amargas todos los días, como col rizada (kale), el brócoli, acelga, hojas de diente de león, hojas de mostaza, rúcala, espinacas o hojas de remolacha orgánica. El repollo, brotes de brócoli y toda esa familia (los crucíferos) son otro excelente alimento para proporcionar antioxidantes y reducir la inflamación. Hierbas y especias: las hierbas y especias antiinflamatorias, como la albahaca, el perejil, el orégano, el romero, el tomillo, el jengibre, la cúrcuma, la canela y el cilantro pueden ayudar a eliminar los metales pesados. El cilantro (junto con otras hierbas y plantas verdes) es una de las mejores hierbas para la desintoxicación y puede ayudar a reducir la acumulación de metales pesados como el plomo y mercurio en el cuerpo. Pruebe agregar hierbas como el cilantro y el perejil a los jugos verdes hechos en casa.

Las frutas bajas en azúcar y verduras ricas en vitamina C pueden reducir el daño causado por la toxicidad de los metales pesados al actuar como un antioxidante. Los alimentos ricos en vitamina C incluyen frutas cítricas como naranjas o pomelos, moras o arándanos, verduras de hoja verde como la espinaca y la col rizada, todo tipo de bayas, brócoli y verduras crucíferas, kiwi, papaya, guayaba y pimiento morrón.

Ajo y cebolla: estas verduras contienen azufre que ayuda a su hígado a desintoxicarse de los metales pesados como el plomo y el arsénico.

Agua - Tome media onza de agua por cada libra de su peso, para mantenerse hidratado y ayudar a eliminar las toxinas.

Semillas de chía: proporcionan grasas de omega-3 y muchísima fibra que pueden ayudar con la desintoxicación del colon y reducir la inflamación.

Caldo de huesos: el caldo de huesos ayuda a mantenerte hidratado, proporciona muchos minerales importantes y ayuda a la salud del hígado al proporcionar glutatión (el antioxidante más potente que existe). También proporciona aminoácidos que ayudan a fortalecer los órganos. Consuma caldo de hueso, ya sea haciendo su propio y bebiendo varias tazas al día, o usando de caldo de huesos deshidratado en forma de proteína.

Los alimentos que debe evitar

Peces criados en granja - Los peces de granja, especialmente los de países extranjeros donde la calidad no se controla, pueden contener metales pesados, dioxinas y PCB que son altamente tóxicos. Los peores ofensores son el blanquillo, tilapia, camarones, el pez espada, el tiburón, la caballa gigante y el atún. Puede seguir comiendo pescado hasta varias veces por semana; solo hay que tomar mejores decisiones que sean bajas en mercurio y comprar pescado capturado en el medio silvestre, idealmente de un pescador local en quien confíe.

Los alimentos no orgánicos: estos alimentos aumentan la exposición a productos químicos que empeoran los síntomas. Algunos de los peores ofensores incluyen el jugo de manzana convencional, frutas y productos importados. Para obtener una lista de otros alimentos que siempre debe comprar o no orgánicos, consulte esta lista de Dirty Dozen, que detalla los productos contaminados con más pesticidas, comprobados por Environmental Working Group (EWG).

Alimentos con aditivos: los aditivos pueden agravar los síntomas de toxicidad y disminuir la capacidad de desintoxicación de su cuerpo. (Hay una lista de cada aditivo presentes en el 95%de los productos alimenticios en mi libro La salud que te conviene)

Los suplementos que se puede tomar para ayudar a superar el envenenamiento por metales pesados incluyen:

Clórela (1-4 gramos por día, o alrededor de 4-8 cápsulas por día) – Clórela es un tipo de alga verde que actúa como un quelante natural para eliminar los metales pesados, especialmente el plomo y el mercurio. Es una gran fuente de clorofila y está "hambriento" para absorber otros metales. Puede tomarlo en forma de polvo o tableta.

Vitamina C (3000 miligramos diarios) - Actúa como un antioxidante para ayudar a reducir los radicales libres. Hay que saber que la vitamina C comercial es dañina, llamada ácido ascórbico.

Cilantro (preferiblemente tomado como una tintura 2x por día por 7 días)

Shilajit (entre 100-500 miligramos por día, generalmente en forma de polvo) - Shilajit es una planta adapto génica que tiene ciertas características en común con el carbón activado, especialmente porque contiene mucho carbono. Es un quelante natural porque contiene ácido fúlvico y ácido húmico que se unen a moléculas tóxicas.

Cardo marino _150 miligramos tomados 2 veces al día, o en té 1-3 veces al día) - Esta es una de las hierbas más populares para desintoxicar el hígado.

 Diente de león. La medicina popular reconoce al diente de león como una planta poderosa para la sanación, usada para purificar la sangre, asentar la digestión y para prevenir piedras y cálculos biliares, entre otras molestias. El hecho es que lo verde del noble diente de león provee 535 por ciento del valor diario recomendado en vitamina K, que puede ser la fuente más importante en cualquier otro alimento vegetal para fortalecer los huesos, pero también juega un rol en limpiar el hígado y en combatir el Alzheimer al prevenir daños neuronales en el cerebro, el cual resulta muy perjudicado por la acumulación de metales pesados.

Probióticos (50 mil millones de unidades una vez al día): pueden ayudar a mejorar la desintoxicación del intestino por lo tanto aumentar la inmunidad.

Fuentes:

Natural cures they don't want you to know. By Kevin Tredu

https://draxe.com/heavy-metal-detox www.mercola.com/detox

CAPITULO 3

DETOX DE CANDIDA

Candida albicans, es un tipo de levadura u hongo, que es una parte natural de un intestino sano. El tracto digestivo contiene numerosos microorganismos (bacterias, levaduras, etc.) que compiten por recursos limitados, incluidos los nutrientes y el espacio. Para una salud óptima, estos microorganismos deben estar en equilibrio entre sí. Este equilibrio a menudo se ve interrumpido en momentos de estrés, trauma o enfermedad. Por ejemplo, los antibióticos de uso amplio matan a todas las bacterias benéficas en el intestino, lo que facilita más espacio para que Candida albicans florezca y cause daños en todo el cuerpo.

El sobre-crecimiento del hongo Candida en el intestino, causa dolores de cabeza, cambios de humor, antojos dulces, fatiga, falta de concentración y otras enfermedades. Este hongo, libera sus desechos y toxinas en el torrente sanguíneo, lo que puede provocar una respuesta alérgica en el cuerpo. Por estas razones, el uso de antibióticos debe evitarse para minimizar sus efectos debilitantes en el sistema inmune a largo plazo.

Cándida Détox

Al contrario de lo que se cree popularmente, la dieta de alimentos crudos no ayuda para la desintoxicación de candida. Es importante cocinar todo lo que se vaya a consumir, y recordemos eliminar todo el azúcar y almidón de nuestra dieta. Eso incluye olvidarse de frutas y eliminar varias verduras con almidón de la dieta.

Vegetales que están excluidos hasta que el crecimiento de la candida esté completamente bajo control: Remolacha, maíz, pimienta, tomates, zanahorias, chícharos, papas, batatas, champiñones.

Estas verduras pueden interferir con el tratamiento anti-candida.

Se eliminan las frutas y solo se permite un poco de papaya en el desayuno o en el batido. Se puede comer una pequeña cantidad de manzana verde o toronja en el desayuno cuando esté disponible.

No se usan los pistachos, anacardos o cacahuetes (maní) en la preparación de alimentos mientras se sigue una dieta de desintoxicación de candida. Además, también se excluyen otros muchos ingredientes: miel, melaza, agave, frutos secos, dátiles, desierto, cacao, granos brotados crudos, avena cruda, soya, miso, vinagres (todos los tipos) y agua de coco.

Incluimos alimentos terapéuticos para candida:

Ensalada de papaya verde

Hojas verdes Brócoli

Alimentos fermentados (chucrut crudo, Kimchi o Quinche) Algas azul-verdes como Espirulina y Clórela.

Además de una dieta de desintoxicación se recomienda enemas alternados, de hierbas de café y de agua. Se debe incluir los probióticos implantados en el colon durante sesiones de hidroterapia de colon para ayudar a restaurar el crecimiento de bacterias amigables. Los probióticos ayudan a mantener bajo control bacterias y levaduras hostiles.

Las siguientes pautas son más adecuadas para una dieta de mantenimiento después de que hacer la limpieza de candida.

Comidas que se deben evitar

Aditivos y conservantes: Evite el consumo de carnes o huevos no orgánicos, ya que contienen esteroides, pesticidas y hormonas que disturban la flora intestinal, olvidar los que son difíciles de pronunciar. Elimina el ácido cítrico (por ejemplo, se encuentra en el jugo de limón embotellado), ya que las levaduras están involucradas en su procesamiento. Para ver una lista de los aditivos alimentarios ver primer capítulo de mi libro: ¡La Salud Que

Te Conviene!: Guía Fácil Para Mantener A Tu Familia Sana! @Amazon.com

Alcohol: el alcohol es rico en azúcares que alimentan a la levadura, por lo que se deben evitar el vino, la cerveza y todo licor.

Cafeína: La cafeína da a la levadura el mismo "impulso" como nos causa a nosotros. Evite las bebidas con cafeína y los alimentos (el café, los tés no herbales, las bebidas energéticas, el chocolate, etc.). Muchos de estos productos contienen azúcar y / u otros edulcorantes, que no son recomendables cuando se trata de sanar el cuerpo del hongo de la candida.

Productos lácteos: Candida albicans inhibe la digestión de la grasa adecuadamente. Los quesos son los peores, aunque se deben evitar todos los productos lácteos cuando se trata de eliminar este hongo de candida.

Frutas: Eliminar especialmente frutas tropicales (mangos, piña, naranjas etc.) que son altas en azúcares naturales. Evite comer bananas, fresas y uvas, que son muy susceptibles a los mohos. Las frutas enlatadas tampoco son recomendables, ya que a menudo contienen azúcares añadidos, jarabes, con colorantes. Si continúa consumiendo fruta, elija frutas sub-ácidas como manzanas y peras, o bayas que crecen en los árboles en lugar de las de baja altura.

Alimentos que comer

Verduras: Coma una variedad de verduras para proporcionar un equilibrio de nutrientes. Las verduras generalmente privan a Candida albicans de azúcar y moho y ayudan a eliminar los subproductos tóxicos de la levadura del cuerpo. Algunos vegetales que son particularmente útiles para inhibir la Candida albicans son el ajo, la cebolla, las coles de Bruselas, el brócoli, el repollo, y la col rizada. Deben eliminarse los vegetales con almidón, como las papas, las batatas, el ñame y otras raíces, ya que el almidón es azúcar.

Proteínas: una dieta rica en proteínas magra ayuda a privar de comida a la candida de azúcar y moho y restringe su crecimiento, a la vez que proporciona nutrientes esenciales y satisfacción. Comer carne es muy importante, pero debe de animal orgánico siempre, ya que las hormonas y pesticidas en productos no orgánicos crean una carga tóxica adicional para el cuerpo. La absorción de estas toxinas desvía los recursos para combatir el crecimiento excesivo del hongo.

Nueces y semillas: aunque se deben evitar algunas nueces y semillas debido a su alto contenido de moho (por ejemplo, los cacahuetes o maní), estos alimentos generalmente son ricos en proteínas, lo que detiene a la candida. Lo mejor es que sean crudas y remojar por 7 horas antes añadir jugo de limón o bicarbonato y quitar las cáscaras. Así se eliminan **ácidos y anti nutrientes.**

Probióticos: los cultivos de yogur de ganado criado en pastos, el kéfir, el chucrut y cambucha aportan probióticos que ayudan a restablecer el equilibrio en el tracto digestivo.

Los probióticos son particularmente útiles después de tratamiento de antibióticos. Consumir probióticos a partir de suplementos puede ser más beneficiosa que las fuentes alimenticias en casos de Candidiasis, ya que algunos alimentos fermentados contienen azúcar, vinagre u otros componentes que deben evitarse cuando se trata de librar al organismo de levadura. Granos no gluténicos: incluido el arroz (se prefiere el arroz marrón o silvestre).

Algas azul-verdosas: el consumo de algas como la espirulina y la clórela puede ayudar a restaurar el intestino a la vez que equilibra el sistema inmune. Estos organismos son beneficiosos para controlar la sobrepoblación de levadura.

Otros tratamientos como ayunos, limpiezas internas, suplementos y productos a base de hierbas pueden ser útiles para reducir el crecimiento excesivo de Candida albicans. Sin embargo, es muy recomendable que consulte a su médico naturópata u otro proveedor de atención médica natural antes de introducir dichos tratamientos.

Referencias y recursos:

Base de datos completa de medicamentos naturales: www.naturaldatabase.com

Dieta de Candida: www.thecandidadiet.com

Seguridad Alimentaria: Aditivos Alimentarios, Centro para la Ciencia en el Interés Público
http://www.cspinet.org/reports/chemcuisine.htm

Este artículo fue contribuido por el médico naturópata - Patrice de Peiza, N.D. durante una pasantía de Médico Naturopático en HNRC.

CAPITULO 4

DETOX DE RIÑONES

Los riñones eliminan los desechos y las toxinas de la sangre, de la misma manera que los filtros de aire eliminan el polvo, el polen y otros alérgenos, Los contaminantes ambientales modernos, las infecciones urinarias y los medicamentos, pueden provocar daños graves en los riñones, y los alimentos procesados aumentan el riesgo. Dado que simplemente no podemos reemplazar nuestros riñones como lo haríamos con un filtro de aire, la limpieza regular de los riñones puede ser de gran ayuda para proteger la salud de estos órganos vitales. Aquí hay 10 hechos esenciales para recibir el máximo de una limpieza de riñón.

Una buena limpieza va a provocar síntomas. Cualquier programa de desintoxicación causará que el cuerpo experimente síntomas similares a los de la gripe o el frío. ¡Esto es bueno! Aunque puede parecer contradictorio, estos síntomas indican que el cuerpo está eliminando toxinas de la sangre y los tejidos. Los síntomas pueden incluir fatiga, dolor de cabeza, náuseas, cambios de humor, gases, dificultad para dormir y aumento de la sed. En algunos casos, los síntomas también pueden incluir molestias y dolores generales y posiblemente incluso sarpullido. El tipo y la experiencia de cualquier síntoma varían de un individuo a otro

El aumento en el consumo de agua durante la limpieza del riñón aumenta la posibilidad de enrojecimiento de cálculos renales. Esto es muy beneficioso ya que al eliminarlos se elimina el dolor intenso asociado con las piedras alojadas. Desafortunadamente, los cristales pueden estresar el tracto urinario y causar náuseas y dolor en la zona de la ingle cuando pasan del cuerpo. Si desarrolla fiebre y escalofríos similares, puede indicar una infección y la necesidad de atención médica.

No comer alimentos sólidos

Para garantizar una limpieza exitosa, es aconsejable consumir solo líquidos. Los líquidos que consumen estrictamente estimulan la eliminación del exceso de comida de los intestinos. Si bien esto puede no parecer relacionado con los riñones, reduce las toxinas acumuladas en los alimentos en los intestinos y el resto del cuerpo. Además, el aumento de líquidos proporciona más líquidos para limpiar y limpiar los riñones.

Comer sandía

De acuerdo, entonces esto podría ser algo contradictorio con la última recomendación, pero ahora me explico La sandía no es un alimento sólido típico, ya que contiene más del 90% de agua, proporcionando los fluidos esenciales que el cuerpo necesita durante una limpieza. El resto de la comida es fibra que ayuda a limpiar la acumulación en los intestinos, lo que reduce los factores de estrés tóxicos. La sandía también es un diurético, estimula el flujo de orina que ayuda a eliminar las toxinas de los riñones. El alto contenido de potasio ayuda a descomponer los cálculos renales, por lo que los desechos pueden eliminarse mediante la micción normal. El contenido de potasio de la sandía contribuye a reducir la presión arterial, un aspecto importante de la salud renal.

Limpieza de 3 días

Tres días es la cantidad mínima de tiempo necesaria para limpiar los riñones y fomentar la eliminación de toxinas. Durante esos tres días, beba mucha agua, te de hiervas, vegetales orgánicos o jugos verdes (este protocolo solo se debe hacer en primavera y verano, puesto que los vegetales están de temporada, además enfrían en cuerpo, es contraproducente consumir alimentos fríos en el invierno) Los alimentos como la sandía y ciertos suplementos herbales pueden ayudar al cuerpo a eliminar las toxinas y mejorar la eficacia de la limpieza. Como regla general, consuma aproximadamente la mitad de su peso corporal (en onzas) de agua diariamente. Entonces, si pesas 150 libras, significa que debes tomar 75 onzas (más de medio galón). Aunque el agua limpia y clara es ideal para hidratar y limpiar, pero los fluidos pueden provenir de varias fuentes, como jugos o caldos que también aportan minerales y estos ayudan al détox también.

Los caldos de verduras orgánicas casero aportan gran cantidad de magnesio, sodio, calcio, potasio etc. La sal Himalaya contiene 100 minerales esenciales, en la medicina china se recomienda una cucharada de sal de Himalaya disuelta en 12 onzas de agua al día, cuando se está haciendo un ayuno de agua, para evitar la descompensación de electrolitos. Toma una variedad de verduras orgánicas picadas como zanahorias, remolachas, cebolla, apio, batatas y verduras de hoja verde y cocine a fuego lento en agua durante más de una hora. Consuma este caldo dos veces al día. También lo puede batir después de cocido, así ayuda al cuerpo a que no tenga que esforzarse mucho procesando alimentos.

Alivio rápido es posible

Si bien una limpieza de tres días es ideal, el dolor de un cálculo renal puede alertarnos sobre la necesidad de una respuesta más rápida. Pruebe esto antes de una limpieza completa del riñón para tratar y comenzar a limpiar los riñones. A la primera señal de dolor, mezcle 2 onzas de aceite de oliva extra virgen con 2 onzas de jugo de limón orgánico. Tomar esto directamente y sigue con 12 onzas de agua purificada. Treinta minutos después, exprime medio limón en otras 12 onzas de agua purificada y agrega una cucharada de vinagre de sidra de manzana cruda orgánica. Una vez que el dolor disminuya, planifique y siga una limpieza para eliminar el resto de la cristalización renal y las toxinas del sistema. El zumo de granadilla también sana los riñones de infección, tomar 5 onzas dos veces al día.

Usa jugo de limón

Agregue jugo de limón al agua o cualquier otro jugo o caldo que planee consumir. El citrato en los limones ayuda a descomponer las piedras de oxalato de calcio. Usa al menos 4-5 limones diariamente. Beber una taza de agua caliente con el jugo de medio limón orgánico y añadir citrato, sabe muy bien. También puede poner 1 huevo en media taza de jugo de limón, dejar amanecer y luego tomar.

Tome hierbas que promuevan la función de los riñones

Varias hierbas tienen fama de uso y aplicación como sanadores de riñones. La mayoría de estas plantas ahora se pueden encontrar como suplementos, y algunas también se pueden encontrar enteras y secas para convertirlas en té. Algunas de estas hierbas incluyen:

Raíz de Hortensia

Esta hierba de América del Norte ha sido utilizada durante siglos por los indígenas americanos y los primeros colonos para la salud renal. La hortensia ayuda a su cuerpo a procesar el calcio de una manera saludable, manteniendo el alivio natural de los cálculos renales.

Raíz De Grava

Comúnmente llamada hierba Joe-pye, esta es otra hierba nativa americana. Contiene heparina, una planta química que se ha demostrado que normaliza el riñón y la salud urinaria. heparina fomenta la descomposición de los depósitos de calcio.

Cola De Caballo

Esta se toma en forma de infusión para estimular la función renal y las vías urinarias.

Raíz De Malvavisco O Cañamera

El malvavisco es compatible con la salud renal y del tracto urinario. La raíz también beneficia a la micción, iniciando una liberación natural de cálculos renales.

El jengibre, el trébol rojo, el diente de león, el perejil, el todas estas hiervas pueden dar excelentes resultados para limpiar los riñones y todas se pueden tomar en forma de infusión, además se pueden combinar varias de estas plantas a la vez.

Alimentos que nos pueden ayudar a mantener los riñones saludables.

- Apio, berro. Calabaza, pepinos, patatas, papaya, plátanos, sandía, legumbres y nueces. Cada uno de estos alimentos es una parte importante para limpieza de todo el cuerpo, pero especialmente de los riñones. Antes de comenzar un tratamiento de esta naturaleza, debemos consultar al especialista y que sea el que defina qué clase de desintoxicación puede hacer y con qué frecuencia podemos realizar, de esta manera podemos estar seguros de hacer lo correcto.

Para mantener los riñones funcionando con eficiencia máxima, los expertos recomiendan la limpieza al menos dos veces al año. Para ahorrar tiempo y esfuerzo, pruebe usando un suplemento de détox para los riñones. Hay muchos en el mercado. Algunos con una poderosa combinación de nutrientes para apoyar la salud normal de los riñones.

Hay suplementos de limpieza de riñones muy buenos diseñados para sacar las toxinas, lo que impulsa sus mecanismos naturales de curación y promueve la salud de todo el cuerpo. Yo misma he recurrido estos suplementos. Incluso después de una limpieza de riñón, es crucial que mantenga sus riñones sanos.

Una limpieza puede ser útil para eliminar las toxinas acumuladas, pero no necesariamente impide que se acumulen de nuevo.

Una dieta saludable con muchas verduras, grasas saludables y baja en sal y puede ser útil para mantener todo el cuerpo bajo control. Antes de comenzar una limpieza de este tipo, consulte con su médico para asegurarse de que su salud pueda respaldar esta actividad.

Fuentes:

**Naturopathic Newsletters from Dr. Jared Hanson N.D., L.Ac.
https://www.healthline.com/health/kidney
-infection-home-remedies**

CAPITULO 5

DETOX DE COLON

Hay un viejo refrán que dice: "la muerte comienza en el colon". Esta es una simplificación tan correcta, que es la responsable de que su autor; Hipócrates, sea considerado el pionero en la medicina holística. De hecho, el camino hacia la salud comienza con la desintoxicación del colon, prácticamente sin importar la enfermedad o el problema. Desafortunadamente, la mayoría de las personas limitan su comprensión de la desintoxicación del colon a su efecto sobre la materia fecal. Y si bien es cierto que los programas de limpieza extraen la materia fecal vieja del colon, este tema es muy amplio.

Los muchos roles del tracto intestinal

El sistema digestivo en humanos es esencialmente un tubo continuo desde la boca hasta el recto. Como sistema, lleva a cabo varias funciones vitales, que van desde la digestión hasta el soporte inmune, con cada parte del tubo desempeñando una función específica, que incluye: Digestión de la comida que comemos, transferir el valor nutricional de ese alimento a las células de su cuerpo.

Procesando los desechos de esa comida y eliminándola del cuerpo, sirviendo como un tubo de drenaje para los residuos producidos como resultado de las funciones metabólicas en el cuerpo también; como un drenaje para las sustancias tóxicas absorbidas a través de nuestros pulmones y la piel. También sirve de hogar para las bacterias beneficiosas que proporcionan una serie de funciones esenciales, que incluyen ayudar en la digestión y apoyar el sistema inmune. Se sabe que hasta el 90% de la función de su sistema inmune proviene de estas bacterias. Considera que ellos: Alinean su tracto intestinal, evitando así que los patógenos invasores te ataquen. En realidad, identifica, ataca y destruye todos los patógenos invasores. Se debe consumir una serie de nutrientes y productos bioquímicos que estimulan su sistema inmunitario, como las vitaminas B, la lactoferrina y Factores de transferencia, encontrado en lácteos de ganados criados al pastoreo y sin pasteurizar. Cómo puede ver, el sistema digestivo es crítico para su salud y bienestar. Cualquier programa de limpieza intestinal y desintoxicación, por lo tanto, debe abordar todos estos aspectos. Específicamente, debe servir para: Retirar toda la materia fecal vieja y los desechos del colon (para eliminar el drenaje, si lo desea) Ayuda a eliminar todos los metales pesados y los residuos de medicamentos que se han acumulado en el cuerpo y el tejido de la pared intestinal como resultado de tener el drenaje tapado.

Problemas en el sistema digestivo.

Las enfermedades del sistema digestivo han alcanzado un máximo histórico en los Estados Unidos y siguen en aumento. En 1985, entre 60 y 70 millones de estadounidenses se vieron afectados por trastornos digestivos2. Hoy en día, son más de 100 millones. De hecho, las enfermedades digestivas se encuentran entre las principales causas de visitas al médico, hospitalizaciones y discapacidad en los Estados Unidos cada año. Estas condiciones abarcan muchos diferentes trastornos que afectan el tracto gastrointestinal (GI), el hígado, la vesícula biliar y el páncreas, así como la obesidad y otros trastornos relacionados con la nutrición. En 2004, más del 35 por ciento de todas las visitas hospitalarias de emergencia y ambulatorias, alrededor de 100 millones como ya se mencionó, se asoció con el diagnóstico de una enfermedad digestiva. El cáncer más común entre hombres y mujeres combinados es el cáncer colon rectal, seguido solo por cáncer de pulmón. La incidencia de diverticulosis ha aumentado dramáticamente de solo el 10 por ciento de la población adulta mayor de 45 años que padeció esta enfermedad en 1952 a un asombroso "Casi todos los que alcanzan los 90 años tienen muchos divertículos" según la última edición de Merck Manual. En otras palabras, según los últimos estudios médicos, prácticamente todos los adultos estadounidenses eventualmente tendrán diverticulosis del intestino grueso si viven lo suficiente.

En resumen: los trastornos digestivos (incluidos los trastornos del tracto gastrointestinal, así como del hígado, la vesícula biliar y el páncreas) fueron responsables de más de 50 millones de consultas médicas en 1985, y más hospitalizaciones que cualquier otra categoría de problemas médicos en los Estados Unidos. Estados 5, 6 y casi el doble que hoy. El costo total para el público estadounidense de todos los aspectos de la enfermedad digestiva es más de $ 100 mil millones por año.7 Las enfermedades digestivas más prevalentes incluyen: Estreñimiento, enfermedad diverticular (hernias del colon) Pólipos, Hemorroides, Síndrome del intestino irritable Colitis ulcerosa enfermedad de Crohn y Cáncer colon-rectal. Vale la pena señalar que, según muchos expertos, hay muchas otras enfermedades que a primera vista parecen no tener conexión con el tracto digestivo en realidad han sido relacionadas por muchos médicos con el trastorno intestinal funcional. Estos incluyen diabetes, cálculos biliares y cálculos renales, gota, hipertensión, venas varicosas, artritis reumatoide, psoriasis y obesidad.

Y como si eso no fuera suficiente, hay estudios científicos que estiman que hasta el 80 por ciento de los estadounidenses padecen parásitos intestinales. Muchos en la comunidad médica disputarán este número, llamándolo demasiado alto, y si limita su discusión de parásitos a cosas como tenías y trematodos hepáticos chinos, están en lo cierto. Pero tan pronto como se abre a la verdadera naturaleza del problema e incluye los parásitos menos conocidos, pero mucho más frecuentes, como fasciolopsis buskii.

Los síntomas de los parásitos incluyen nerviosismo, rechinamiento de los dientes por la noche, dolores y molestias que se mueven de un lugar a otro en el cuerpo, apendicitis, úlceras y varios dolores digestivos, náuseas o diarrea, picazón, acné, aliento fétido, lengua peluda, ictericia, fatiga, irregularidades menstruales e insomnio. Y cada vez más médicos se dan cuenta de cómo son realmente las infecciones endémicas por hongos como Candida albicans. Los síntomas incluyen fatiga crónica (especialmente después de comer), depresión, hinchazón y gases, calambres, diarrea crónica o estreñimiento, picazón rectal, alergias, síndrome premenstrual severo (PMS), impotencia, pérdida de memoria, cambios de humor severos, infecciones fúngicas recurrentes (como pie de atleta), sensibilidad extrema a los productos químicos (perfumes, humo, olores, etc.) y aturdimiento o embriaguez después de la ingestión mínima de vino, cerveza o azúcar.

Nuestro estilo de vida moderno ha causados estragos en nuestros órganos absorción y de eliminación. Los alimentos refinados, procesados, bajos en fibra, las grasas procesadas, el desequilibrio de Omega-6 a Omega-3, la falta de ejercicio y un nivel cada vez mayor de estrés contribuyen a nuestra actual crisis de salud gastrointestinal.

Tenga en cuenta que un intestino lento puede retener libras de material fecal viejo y tóxico (2 a 3 libras es común, 10 a 20 libras no es tan inusual como se podría pensar, y hay casos de hasta más de 60 libras). A menudo, la causa real detrás de la enfermedad es la retención y reabsorción de desechos tóxicos acumulados. Ahora, en el extremo superior de mi afirmación de que 2 a 3 libras de materia fecal que se almacena en el colon es común.

Pero el estreñimiento es un problema grave en el mundo desarrollado. Según un estudio de 2007 publicado en Alimentary Pharmacology & Therapeutics, la incidencia de estreñimiento crónico en los Estados Unidos es un poco más del 17 por ciento, o más de 50 millones de personas.10 Con una evacuación intestinal una vez cada cinco días (hacia la definición baja de estreñimiento), estás hablando de 10 libras de materia fecal almacenadas en el colon, a la vez cada siete días pesa 14 libras. Y estadísticamente, todavía estamos hablando de varios millones de personas. Por lo tanto, mi afirmación de que 10 a 20 libras no es tan inusual   como podría   pensar,   se
sostiene nuevamente, matemáticamente hablando. Y tengamos en cuenta que estos números suponen que el 100% de esta materia fecal almacenada se evacua de sus intestinos durante los movimientos de una vez a la semana, una suposición cuestionable en el mejor de los casos. En cuanto a las más de 60 libras, son casos extremos. La simple verdad matemática es que el concepto de personas que almacenan libras de materia fecal no es mito, como afirma el **Dr. Carroll**; ¡Es matemáticamente "verdadero"!

 Muchas personas no pueden obtener toda la nutrición que necesitan a través de su dieta. Equilibrar la salud de tu colon no es diferente. Complementar con las vitaminas correctas y los suplementos nutricionales puede ayudarlo a controlar la salud de su colon. A continuación, se encuentran algunos de los mejores suplementos para su colon: Aloe vera, Calcio, Hierro, Ácidos grasos Omega 3, Probióticos y prebióticos, Vinagre de sidra de manzana cruda (ACV), Vitaminas K, A & D.

Hidroterapia colónica o irrigación

La hidroterapia colónica, también llamada irrigación colónica o lavado colónico, se realiza en un entorno clínico por un higienista o hidro-terapeuta colónico. Aunque es un procedimiento relativamente común, la seguridad de la técnica ha sido cuestionada.

Se inserta un tubo de una máquina en el recto para lavar con agua filtrada y con acidófilos a través de los intestinos. El hidro-terapeuta también puede masajear el abdomen para ayudar a liberar los desechos, que se expulsan a través de un tubo diferente. Este proceso generalmente se repite varias veces y puede durar hasta una hora.

El riego colónico no está exento de riesgos. Ha habido informes de perforación rectal por irrigación colónica. El equipo contaminado también es una preocupación potencial. Durante la década de 1970 en una clínica en Colorado, el agua contaminada provocó 36 casos de infección parasitaria, diez colectomías (extirpación quirúrgica de una parte del colon) y seis muertes.

Aunque hay kits de hidroterapia para hacer usted mismo, los servicios de un higienista o hidro-terapeuta profesional garantizan resultados óptimos y seguridad. El equipo de irrigación de colon está regulado por la Administración de Alimentos y Medicamentos de EE. UU. (FDA), y un hidro-terapeuta profesional debe tener equipos registrados con la FDA. Asegúrese de que el hidro-terapeuta use agua filtrada, purificada y boquillas rectales desechables. Si se usan boquillas de acero inoxidable, deben esterilizarse en autoclave.

Enemas

Un enema es como un mini colónico, aunque los enemas solo limpian el recto, la parte inferior del colon y no todo el tracto digestivo. Los enemas se pueden auto administrar en casa o en un entorno clínico. Cuando se administra un enema, una cantidad medida de una solución líquida, como aceite mineral, fosfato de sodio o agua, se exprime en el recto a través de un tubo y una bolsa o una botella con una punta especial. Una vez que el líquido ingresa al recto, masajear el abdomen puede ayudar a aflojar la materia fecal. Después de unos cinco minutos, surge el impulso de defecar y el líquido del enema y las heces dejan el cuerpo como una evacuación intestinal.

Los enemas de café son una terapia popular, pero hay evidencia de que los enemas de café frecuentes pueden causar desequilibrio electrolítico y deshidratación. También hay informes de muerte por envenenamiento de la sangre (septicemia) inmediatamente después de su uso. Debido a que la contaminación es un problema potencial al introducir cualquier objeto extraño en el recto, se recomienda un enema desechable de uso único para mayor seguridad.

Laxantes

En estados unidos se consumen más de $ 700 millones por año en laxantes. Si, y la mayoría de las personas no sabe el uso regular de laxantes tiene graves efectos negativos para la salud. Los laxantes son irritantes para los intestinos y el colon, y pueden causar dolor, calambres e hinchazón. Aunque pueden ser una solución temporal para el estreñimiento, en realidad pueden causar estreñimiento crónico, lo que hace que los usuarios se vuelvan dependientes. Lo peor de todo es que los laxantes son ineficaces como un limpiador de colon. Su acción es inconsistente, incompleta y produce efectos secundarios incómodos. Un estudio reciente en el American **Journal of Gastroenterology** encontró un aumento del 49% en el riesgo de cáncer colorrectal en personas de 50 a 76 años que usaban laxantes que no contenían fibra cuatro o más veces al año.

Tés o suplementos laxantes a base de hierbas

Algunas personas usan tés laxantes a base de hierbas o cápsulas o tabletas de limpieza de colon que contienen hierbas como una forma natural de aliviar el estreñimiento. Las hierbas más comúnmente usadas como laxantes, o para limpieza o "adelgazamiento" son: Corteza de cáscara sagrada, Senna, Raíz de bardana (Arctium lappa), Diente de león (Taraxacum officinale), Uña de gato (Uncaria tomentosa) , Muelle amarillo o rizado (Rumex crispus), Raíz de regaliz (Glycyrrhiza glabra), Olmo resbaladizo (Ulmus rubra) , Hoja de alcachofa (Cynara scolymus), Raíz de genciana (Gentiana sp.). Raíz de ruibarbo (Rheum sp.) Aloe vera.

Aunque algunas de estas hierbas son beneficiosas, algunas, particularmente el zen y la cáscara, están relacionadas con efectos perjudiciales para la salud. El uso regular de té laxante zen y cáscara puede causar manchas oscuras en el interior del colon; el impacto a largo plazo de estas manchas oscuras en la salud general aún no se conoce.

Algunos tés limpiadores de hierbas contienen cafeína, que estimula el tracto gastrointestinal. La cafeína, sin embargo, puede afectar negativamente el estómago y los intestinos al aumentar la secreción de ácido gástrico.

Otras infusiones de hierbas, como el té de menta, ofrecen beneficios más allá de la limpieza. La menta ha sido estudiada para ayudar a los pacientes con síndrome de intestino irritable. Los tés de hibisco, negro y verde son una fuente de antioxidantes que pueden soportar la presión arterial normal, el colesterol y una función más saludable de los órganos. La cúrcuma, el jengibre, el aloe y otras hierbas tienen excelentes propiedades terapéuticas y son compatibles con el sistema digestivo.

Suplementos de limpieza basados en fibra y Psilio

Algunos suplementos de limpieza de colon de formación masiva de venta libre contienen Psilio una cáscara de semilla de fibra densa de la planta de Plantago. Cuando se ingiere, el Psilio produce mucílago, una sustancia espesa y pegajosa que se acumula en el colon y ayuda a mover las heces a través de la digestión.

Si bien la fibra y el Psilio, en particular, pueden ayudar con el estreñimiento ocasional, también tienen riesgos de seguridad. El Psilio puede causar deshidratación, ya que es altamente absorbente de agua. También puede aumentar la hinchazón y algunas personas que usan psyllium han experimentado reacciones alérgicas. Algunos limpiadores de colon a base de psyllium prometen despejar el colon de la placa mucoide negra. Sin embargo, la sustancia negra larga y filamentosa que se defeca después de tomar estos limpiadores es simplemente materia fecal combinada con mucílago del psyllium. La FDA ha dictaminado que ciertos laxantes que contienen psyllium "generalmente no se reconocen como seguros debido a la posible obstrucción esofágica¨

Limpiadores de colon a base de oxígeno

Los limpiadores de colon que utilizan magnesio ozonizado (oxigenado) son otra opción para limpiar el colon. Al aumentar el oxígeno en el intestino, específicamente en el colon, ayudan a licuar los desechos compactados a lo largo de la pared del colon para que puedan ser expulsados del cuerpo. Los limpiadores de magnesio ozonizados también proporcionan un impulso de energía y fomentan una digestión más saludable.

La mayoría de las limpiezas dietéticas naturales son seguras para personas sanas. Sin embargo, el riego colónico, los enemas y las píldoras laxantes de venta libre, o ciertos tés laxantes a base de hierbas tienen el potencial de efectos secundarios incómodos, pueden irritar los intestinos o provocar dependencia. Algunos ingredientes herbales, como la cúrcuma, el jengibre y el diente de león, son seguros, suaves y ayudan a la desintoxicación. Pero, si su objetivo es limpiar por completo su sistema digestivo completo, el mejor enfoque es un limpiador de colon a base de oxígeno que está hecho con ingredientes puros y proporciona un efecto de limpieza suave.

Al realizar cualquier limpieza, la deshidratación puede ocurrir si no consume suficiente agua. Asegúrate de beber mucha agua durante el día mientras te estás limpiando. Las personas que experimentan problemas intestinales o que tienen problemas como hemorroides deben consultar a su profesional de la salud antes de realizar una limpieza de colon.

¿Qué necesita para realizar una limpieza natural de colon?

Solo recomiendo un plan de limpieza de colon, y a continuación, comparto los pasos simples y fáciles. La limpieza del colon dura seis días e incluye solo fruta orgánica, condimentos, una mezcla de agua hecha con vinagre de sidra de manzana cruda orgánico, un suplemento probiótico y un suplemento de limpieza de colon de alta calidad a base de oxígeno.

Suministros necesarios

Los suministros necesarios para la limpieza de colon trabajan juntos para apoyar la salud digestiva, el equilibrio de la microflora intestinal y la purga de toxinas del colon. Necesitará los siguientes artículos.

6 galones de agua destilada

3 limones orgánicos

8 onzas de vinagre de sidra de manzana orgánico, crudo, sin pasteurizar

Fruta fresca orgánica

16 onzas de jugo de aloe vera orgánico, de hoja entera y

prensado en frío Sal de cristal del Himalaya pimienta de

cayena Pimienta negra

Fruta fresca orgánica

Los frutos recomendados para esta limpieza funcionan mejor y son más saludables si son orgánicos o se cultivan en el hogar sin pesticidas ni herbicidas químicos. Estas frutas son elegidas para esta limpieza porque son fáciles para sus intestinos y una buena fuente de nutrientes y agua. Lo mejor es agregar variedad a la ingesta de fruta todos los días.

Manzanas

Aguacates

Plátanos

Moras

Arándanos

Pomelo

Naranjas

Papaya

Piña

Frambuesas

Fresas

Tomates

Sandía

uvas

Vinagre de sidra de manzana y mezcla de agua

Esta limpieza de seis días funciona mejor si usa una mezcla de vinagre de sidra de manzana y agua para hidratar durante el día. Es esencial consumir al menos un galón de esta bebida al día. La receta es la siguiente:

Comience con un galón de agua destilada, luego vierta cuatro onzas

Agregue dos cucharadas de vinagre de sidra de manzana orgánico y agite bien

Agregue dos onzas (¼ de taza) de jugo de aloe orgánico

Agregue el jugo de medio limón

Mezclar todo junto

Refrigerar

Si no puede terminar todo el galón al final del día, tírelo y haga un nuevo al día siguiente.

Cómo hacer una limpieza de colon

A continuación, hay un programa diario para maximizar los beneficios de esta limpieza de colon de seis días. Los días uno a seis sigue la misma rutina. Cuando recoges una fruta, esa es la única que comerás para esa comida. Mastique bien y saboree cada bocado para una mejor digestión. (Se recomienda de 35 a 50, masticadas a cada bocado)

Despertando

Haga su mezcla diaria de vinagre de sidra de manzana y beba de 12 a 20 onzas, 40 minutos antes del desayuno.

Diga una afirmación positiva a primera hora de la mañana y repita 9 veces. Pondrá tu mente en el camino correcto para un día saludable.

Una idea para la **afirmación** es: *"Estoy feliz, de estar limpia/o y saludable"*.

Desayuno

Elija un tipo de fruta y coma todo lo que pueda hasta que esté lleno.

Elija uvas, sandía, pomelo, naranjas o arándanos, para sus frutas de desayuno. Si estos son fuera de temporada, las manzanas o los plátanos son aceptables.

Después del desayuno y antes de su merienda a media mañana, beba 20 onzas de mezcla de vinagre de sidra de manzana.

Repite tu afirmación.

A media mañana, beba 20 onzas de mezcla de vinagre de sidra de manzana.

Repite tu afirmación.

Almuerzo

Coma manzanas, papayas o plátanos y coma todo lo que pueda hasta que esté lleno. Después del almuerzo y antes de su merienda a media tarde, consuma otras 20 onzas de la mezcla de vinagre de sidra de manzana.

Repite tu afirmación.

Cena

Para la cena, debes comer aguacates crudos o tomates maduros. Come todo lo que puedas hasta que esté lleno. Estos alimentos se comen mejor crudos.

Para sazonar estos alimentos, se pueden usar jugos de limón frescos, naturales, sal del Himalaya o cayena orgánica o pimienta negra.

Después de su cena y antes de acostarse, consuma otras 20 onzas de la mezcla de vinagre de sidra de manzana.

Repite tu afirmación.

A la hora de acostarse beba las restantes ocho onzas de mezcla de vinagre de sidra de manzana. Antes de cerrar los ojos, repita su afirmación para alentar a su subconsciente de las reparaciones que están pasando en su cuerpo.

Siga este horario por un total de seis días.

Después del primer día, debe tener de tres a cinco evacuaciones diarias. Si no ocurre así, no hay que preocuparse, ya que a veces el cuerpo responde con estreñimiento cuando estas en détox.

¿Una limpieza de colon interrumpirá mi vida?

La mayoría de las personas informan que pueden seguir la limpieza del colon de 6 días sin interrupciones en su trabajo normal o en su cronograma de vida.

Cómo mantener la salud del colon

Una vez que haya terminado su limpieza, es importante mantener una dieta saludable y orgánica. Coma alimentos que naturalmente limpien su colon, conocidos como prebióticos, como frutas y verduras orgánicas, nueces y frijoles saludables y mucha agua purificada. También se recomienda eliminar el alcohol de su dieta.

Referencias

"Enfermedades digestivas". Departamento de Salud y Servicios Humanos de EE. UU. Instituto Nacional de Diabetes y Enfermedades Digestivas y del Riñón. NIH.gov. Consultado el 21 de diciembre de 2017.

Shanahan F. "La microbiota colónica y la enfermedad del colon". Curr Gastroenterol Rep. 2012; 14 446-52. Consultado el 21 de diciembre de 2017.

CAPITULO 6

DETOX ENEMAS DE CAFÉ

Puede que sea un verdadero "fanático del café" que conoce todos los factores nutricionales sobre el café, pero ¿estaría dispuesto a probar una bebida no convencional? Mientras que beber café tiene sus beneficios bien documentados, esa no es la única forma de cosechar las recompensas de esta bebida llena de antioxidantes. Si bien puede sonar extraño inyectar el líquido con cafeína directamente en el colon, investigaciones muestran que los enemas de café son una forma efectiva de limpiar la parte inferior del intestino y mejorar su salud. Los enemas de café son conocidos por ayudar a eliminar bacterias, metales pesados, hongos y levaduras (como los responsables de los síntomas de la cándida, ejemplo) del tracto digestivo, incluyendo el hígado y el colon, mientras también reduce la inflamación, por lo tanto, ayuda a las personas a restaurar el intestino función, aumentar sus niveles de energía y sanar de los trastornos que tienen les causó problemas durante años.

Los enemas de café no son nada nuevo. Han estado presentes desde finales de 1800 y fueron utilizado en el momento para ayudar a acelerar la curación después de cirugías o para combate casos de envenenamiento accidental. Fue hecho famoso por **el Dr. Gerson.**

Fue el Instituto Gerson que en la década de 1950 cuando comenzó a usar enemas de café como una clave para tratar pacientes con cáncer, otros ahora han ido adaptando este procedimiento, para diversas dolencias que no responden bien a los tratamientos o medicamentos recetados. Hoy, los doctores de medicinas funcionales y alternativas enemas de café, como parte de los protocolos de tratamiento natural para combatir el cáncer, parásitos, sobredosis, estreñimiento, disfunción hepática, hongo de candida, fatiga esórdenes digestivos.

Cómo funciona un Enema de café

De acuerdo con el Instituto Gerson, el enema de café tiene el objetivo principal de "eliminar las toxinas acumuladas en el hígado" y eliminando los radicales libres del torrente sanguíneo". Cuando se ingiere, compuestos dentro del café, ya sea al beberlo o desde insertar café directamente en el colon, actúa como un catapurtador que causa que los músculos del colon se contraigan. Esto ayuda a moverse a lo largo a través del tracto digestivo, resolviendo casos de estreñimiento y haciéndolo más fácil ir al baño. Como probablemente sea consciente, las deposiciones regulares son beneficiosas para transportando residuos y toxinas (como metales pesados o exceso de ácidos grasos) del cuerpo. La investigación ha demostrado, entonces, durante un enema de café. La cafeína y otros compuestos viajan a través de la vena hemorroidal al hígado. El café abre los vasos sanguíneos, relaja los músculos lisos que ayudan con movimientos intestinales y mejora la circulación. Una vez que hace su camino al hígado, también el café ayuda a abrir los conductos biliares y aumentar la producción de bilis que se necesita para una digestión adecuada y limpieza de toxinas. Las pruebas muestran que los enemas de café pueden ayudar con: reparando el tejido digestivo y limpiando el hígado, mejorar la circulación sanguínea aumentar la inmunidad ayudando con la regeneración celular aliviando problemas digestivos, como estreñimiento frecuente, hinchazón, calambres y náuseas mejorar la salud intestinal mejorar los niveles bajos de energía y los estados de ánimo.

Beneficios de un Enema de café

Aumenta la actividad antioxidante. Se ha comprobado que los enemas de café aumentan la producción de glutatión por encima de los niveles normales. Lo que hace que esta enzima sea tan poderosa es su capacidad para combatir radicales libres dentro del tracto digestivo que contribuyen a inflamación de todo el cuerpo, mala salud intestinal, enfermedad hepática y daño celular. Una vez los radicales libres se neutralizan, la bilis se produce a partir del hígado y la vesícula biliar lleva estas sustancias fuera del cuerpo a través de movimientos del intestino (evacuación).

Usado para combatir el cáncer

Max Gerson, M.D., autor de "A Cancer Therapy", que se publicó en 1958, ha utilizado con éxito enemas de café en miles de cáncer pacientes. El Dr. Gerson hizo famosos los enemas de café como un tratamiento natural contra el cáncer, dieta especial combinada con suplementos nutricionales y enemas diarios para acelerar la desintoxicación.

Muchos de sus pacientes pudieron detener sus analgésicos y ayudarlos restaurar la función hepática y la reparación del tejido realizando a veces hasta seis enemas de café por día.

La función principal del enema es lavar mecánicamente el colon, eliminando hongos, parásitos potencialmente dañinos, bacterias, y metales que contribuyen a la inflamación y, por lo tanto, a la enfermedad.

Hay evidencia científica de que el café actúa como un "astringente" natural, ya que ayuda a la capa superior de la piel o las membranas mucosas dentro del aparato digestivo el tracto a que se despeguen y se rejuvenecen (de manera similar a como los astringentes se usan en la piel) y esto ayuda con la renovación). Algunos investigadores creen que la capa superior de mucosa dentro del revestimiento del intestino puede contener un alto nivel de toxinas, y por lo tanto, ayudar al cuerpo a perder este revestimiento acelera la limpieza. Al igual que con todos los enemas, lo mejor es hacer uno inmediatamente después de tener un movimientos intestinales si es posible, lo que lo hace más cómodo, efectivo y más fácil de retener por más tiempo. También puedes hacer un enema incluso si no ha defecado recientemente (por ejemplo, si estás estreñido), pero a muchas personas les gusta realizar enemas en el mañana directamente después de ir al baño. Se recomienda hacer un enema aproximadamente una vez a la semana o hasta una vez diariamente si está sanando de un trastorno digestivo. De hecho, en algunos casos pacientes muy enfermos (por ejemplo, personas que se recuperan del cáncer) han usado enemas de café varias veces al día y los tumores empiezan a disminuir desde el primer día.

El Instituto de Enfermedades Digestivas y Nutrición de la Universidad de Corea ha estudiado los efectos de los enemas de café en varios pacientes, e informa que las personas que usan enemas de café generalmente no experimentan ninguna complicación o efectos secundarios. Los enemas de café se consideran seguros y la opción viable para tratar la disfunción digestiva, y había sin eventos adversos clínicamente significativos relacionados con enemas de café demostrado en este momento.

Una forma de hacer que el proceso sea más cómodo es siempre use un lubricante, vaya muy despacio y siga las instrucciones muy cuidadosamente. Asegúrese de evitar quemaduras e irritación enfriando el café suficientemente líquido y filtrándolo bien. Ese enema debe ser con café verde orgánico, agua filtrada totalmente, y el proceso de preparación dura más de 24 horas. **La clínica Dr. Gerson** tiene videos en Youtube de cómo hacerlo en casa.

Fuentes y recursos.

Terapia Gerson, por Charlotte Gerson

www.drmercola.com

www.draxe.com

CAPITULO 7

DETOX CON JUGO DE MANZANA

Las descargas de desintoxicación hepática y vesícula biliar se han vuelto muy populares en los últimos años, ¡y por una buena razón!

El uso de aceite de oliva para enjuagar con éxito la vesícula biliar apareció por primera vez en el British Medical Journal en 1882 y 1885, y probablemente se usó mucho antes como remedio popular. Durante milenios, Ayurveda ha implicado que el ghee tomado junto con el jugo de limón fue un protocolo exitoso para desintoxicar el cuerpo y restablecer el funcionamiento del hígado y la vesícula biliar.

Hoy en día, un cuarto de las mujeres mayores de 60 años en el mundo desarrollará cálculos biliares, y la colecistectomía (extirpación de la vesícula biliar) es la cirugía abdominal electiva más común en los Estados Unidos hoy en día con más de 750,000 por año. La enfermedad de la vesícula biliar ha aumentado en un 20 por ciento en las últimas 3 décadas, lo que le cuesta a Estados Unidos $ 6.2 mil millones al año en cuentas médicas colectivas.

Para garantizar los mejores resultados y evitar posibles efectos secundarios, hay una serie de pasos preparatorios que creo que todos deben tomar antes de proceder con el lavado.

Los cinco pasos para una bilis higiénica y vesicular segura son:

Evite los alimentos envasados y procesados. Comer lo crecido ocal. Evita los pesticidas de los alimentos.

Restaure la función hepática y descongestione la vesícula biliar y los conductos biliares / pancreáticos.

Tome la "prueba de sensibilidad al abdomen".

Realice la limpieza biliar hepática y vesicular después de completar lo recomendado antes.

Tome la prueba de síntomas de hígado y vesícula biliar

Si responde "sí" a una o más de las siguientes preguntas, su hígado y / o vesícula biliar pueden necesitar ayuda:

¿Alguna vez siente náuseas después de una comida?

¿Alguna vez te sientes pesado después de una comida rica en grasas?

¿Alguna vez notas acidez estomacal después de una comida?

¿Tiene problemas para digerir trigo, lácteos, soja, granos, frijoles, maíz, nueces o semillas?

¿Alguna vez tienes heces blandas, verdes o grasosas?

¿Gasas o hinchas después de una comida o te sientes apretado o sensible debajo de la caja torácica?

¿Tiene un historial de problemas de vesícula biliar?

¿Te sientes mejor con las enzimas digestivas?

¿Siente dolor o dolor debajo del costado derecho de la caja torácica?

¿Tiene un historial de estreñimiento, suelto o moco en las heces?

¿Eructas con frecuencia después de una comida?

Síntomas comunes relacionados con las preocupaciones de la vesícula biliar: Si recientemente ha experimentado uno o más de los síntomas a continuación, su hígado y / o vesícula biliar pueden necesitar ayuda:

Gas y hinchazón

Indigestión leve

Intolerancia a la comida

Acidez estomacal ocasional

Estreñimiento ocasional

Heces sueltas

Heces grises

Heces amarillas

Dolores de cabeza leves

Preocupaciones de azúcar en la sangre

Náusea

Leves molestias estomacales

Malestar abdominal

Las causas de un hígado y vesícula biliar congestionados

Hay muchas razones para los signos de congestión del hígado / vesícula biliar.

Más comúnmente en nuestra sociedad, el estrés excesivo literalmente apaga el sistema nervioso parasimpático que provoca el aparato digestivo y agota el sistema nervioso simpático degenerativo y de emergencia.

Una historia de función de intestino lento permitirá que las toxinas sean reabsorbidas a través del ciclo entérico de vuelta al hígado, afectando la producción y el flujo de la bilis. Por esa razón los enemas, aunque sea de agua, son sumamente importantes durante los détox.

Los pesticidas en nuestros alimentos y las toxinas ambientales matan a los microbios intestinales que fabrican las enzimas digestivas que necesitamos.

Sin embargo, la causa principal e insidiosa de la congestión del hígado y la vesícula biliar es la dieta de alimentos procesados y refinados que muchos han estado consumiendo en las últimas 6 décadas. Los expertos también recomiendan en estos casos la hidroterapia de colon, o en su defecto, lavativa intestinal, cuya importancia radica en:

La limpieza del colon asegura que los cálculos arrojados sean eliminados del intestino grueso con facilidad.

Se debe hacer también al 2º ó 3º día de la limpieza hepática. Si hay cálculos en el colon, estos pueden causar irritación, infección, dolores de cabeza y de estómago, problemas en el tiroides, etc.

Estas piedras pueden convertirse en una fuente de toxemia en el organismo.

El aceite de ricino es un excelente remedio tradicional para limpiar el intestino. Hay que tomar de 1 a 3 cucharaditas de aceite de ricino en un vaso de agua tibia en ayunos por la mañana o antes de dormir. Se puede recomendar para casos graves de estreñimiento.

Es aconsejable, asimismo, antes de la cura hepática, hacer una limpieza de riñón.

Para la limpieza o cura hepática, hay que tomar durante 6 días un litro de jugo de manzana en pequeños tragos a lo largo del día, no hay que tomar nada frío durante esos días y evitar las comidas de origen animal, lácteos y fritos. El otro paso es; el 6to día termine de comer a las 2pm y no tomar más nada hasta las 7pm 1 cucharada de sal de magnesio en 8 onzas de agua, y sobre las 11 de la noche, será medio vaso de aceite de oliva virgen extra con tres cuartos de vaso de zumo de toronja. En la mañana siguiente repetir la sal a las 8 y 10 am, al medio día del 7mo día, sopa de vegetales o jugo verde. Observara como se le vacía el estómago y ya en la tarde verá como flotan en su toilette unas piedras de diversos colores.

Fuentes:

EL DETOX QUE TE CONVIENE

https://wellnessmama.com/38/liver-gall-bladder-cleanse/

https://myculturedpalate.com/gallbladder-cleanse-an-alternative-to-surgery/

CAPITULO 8

DETOX DE ESTRESS

Protégete contra el estrés oxidativo

El estrés oxidativo está relacionado con una amplia gama de enfermedades degenerativas, incluidos algunos tipos de cáncer, enfermedades cardíacas, artritis, enfermedad de Alzheimer, degeneración macular y mucho más.

Las fuertes propiedades antioxidantes del cilantro, en parte debido a la quercetina flavonoide, ayudan a proteger contra el daño causado por los radicales libres en el cuerpo. Un estudio reciente encontró que el cilantro en realidad protege contra el estrés oxidativo, a través de sus altos efectos antioxidantes.

Aceptar las cosas como son, y no resistirlas, es relajante. Algunos expertos aseguran que las afirmaciones ayudan a la reducción del estrés. Yo tengo una certificación en el manejo del estrés, y doy testimonio de que las herramientas que hay para manejarlo, reducen la oxidación en las células y la mejoría se siente de inmediato.

Cuando hay estrés, lo mejor es no comer nada procesado, tomar suficiente agua; hacer ejercicio al aire libre, y descansar.

"Temprano a la cama y levantarse temprano hace que un hombre saludable, rico y sabio" - **Ben Franklin**

¨En todo lo que es verdadero, todo lo que honesto, todo lo justo, todo lo puro, todo lo amable, todo lo que es de buen nombre; si hay virtud alguna, si hay algo digno de alabanza, en esto pensar¨ **Filipenses 4:8**

CAPITULO 9

DETOX DE CANCER

Terapia Dr. Gerson

Veo en él uno de los genios más eminentes en la historia de la medicina. Muchas de sus ideas básicas han sido adoptadas sin tener su nombre conectado con ellas. Sin embargo, ha logrado más de lo que parecía posible en condiciones adversas. Deja un legado que llama la atención y que le asegurará su debido lugar. Aquellos a quienes ha curado ahora darán fe de la verdad de sus ideas~ **Albert Schweitzer,** MD (Premio Nobel de la Paz, 1952) ¿De quién estaba hablando Albert Schweitzer?

Pues del **Dr. Max Gerson**, el médico de origen alemán-Judío que desarrolló uno de los tratamientos naturales más eficaces contra el cáncer hace más de 90 años. Acuñado por la "Terapia Gerson", el Dr. Gerson ayudó a cientos de pacientes con cáncer a activar la extraordinaria capacidad de su cuerpo para curarse a sí mismo al recomendar: Alimentos orgánicos a base de plantas.

Jugos crudos

Enemas de café

Hígado de res

Suplementos naturales

Con su enfoque de curación para todo el cuerpo, la Terapia Gerson reactiva naturalmente la magnífica capacidad de tu cuerpo para curarse a sí mismo, sin efectos secundarios dañinos. Este es un tratamiento poderoso y natural que refuerza el sistema inmunitario del cuerpo para curar el cáncer, la artritis, las enfermedades cardíacas, las alergias y muchas otras enfermedades degenerativas.

Cómo funciona la Terapia Gerson

La Terapia Gerson se enfoca en los requisitos metabólicos más importantes en su cuerpo. Esta terapia te permite cosechar los beneficios nutricionales de consumir de 15 a 20 libras de frutas y verduras orgánicas cada día.

La dieta Gerson - Consistente en comer solo algunas frutas orgánicas, vegetales cocidos lentamente y granos antiguos germinados, la dieta Gerson es excepcionalmente rica en vitaminas, minerales y enzimas. También es muy bajo en grasas, proteínas y sodio. El plan de comidas aconseja a los pacientes con cáncer tomen 13 vasos de jugo recién preparado, coman tres comidas a base de plantas y todo orgánico. Además, la Terapia Gerson tradicional recomienda consumir hígado de res crudo ya que es el alimento más denso en nutrientes del planeta y extremadamente alto en vitamina A K y B12.

Jugo: según el Instituto Gerson, "el jugo fresco prensado de alimentos crudos proporciona la forma más fácil y efectiva de proporcionar una nutrición de alta calidad". El protocolo contra el cáncer exige que los pacientes beban verduras frescas todos los días, incluidas zanahorias crudas manzanas verde y jugo de hoja verde. Para preservar el contenido nutricional, el jugo debe prepararse con un exprimidor de dos pasos o un exprimidor de masticación utilizado con una prensa hidráulica por separado. Esto ayuda a prevenir la desnaturalización, es decir destrucción de vitaminas, minerales y enzimas. (¡La mayoría de los exprimidores comerciales giran tan rápido que calientan el jugo hasta el punto de que están básicamente pasteurizados y por ende oxidados!)

Desintoxicación: la Terapia Gerson utiliza enemas de café como el principal método para desintoxicar el cuerpo mediante el aumento del sistema nervioso parasimpático. Para pacientes con cáncer, esto puede tomar hasta cinco enemas por día. La hija del Dr. Gerson, Charlotte, enfatiza la importancia de mantener el cuerpo libre de toxinas:

En el momento en que un paciente recibe la terapia completa, el efecto combinado de la comida, los jugos y la medicación hace que el sistema inmunitario ataque y mate el tejido tumoral, además de trabajar para eliminar las toxinas acumuladas de los tejidos del cuerpo. Este gran procedimiento de limpieza conlleva el riesgo de sobrecargar y envenenar el hígado, el importantísimo órgano de desintoxicación que, en un paciente con cáncer, ya estará dañado y debilitado.

La Terapia Gerson recomienda las siguientes terapias con

medicamentos orgánicos:

Enzimas pancreáticas

Compuesto de potasio

Hormona tiroidea

Vitamina B12

El protocolo Budwig

*"Numerosos estudios científicos y clínicos, sobre el cáncer, publicados en las revistas científicas y médicas más importantes del mundo, confirman los hallazgos de la Dra. Budwig. Hace más de 40 años, la **Dra. Bodwig** comprobó que los ácidos grasos son esenciales para la base de la cura del cáncer "*- **Robert E. Willner, MD**. En 1952, la Dra. Johanna Budwig fue la experta principal del gobierno alemán en lípidos y farmacología y fue considerada una de las principales autoridades mundiales en grasas y aceites. Durante su investigación, descubrió que muchas de las grasas procesadas convencionales y los aceites hidrogenados estaban destruyendo las membranas de nuestras células, y esto causaba células enfermas por toxicidad. Cabe destacar que esta Dra. fue nominada al premio nobel de la medicina en 9 ocasiones.

Desarrollando una dieta específica, en este caso, el protocolo de la dieta Budwig, para contrarrestar este proceso causante de cáncer, la **Dra. Budwig** afirmó haber tenido más del 90 por ciento de éxito con su protocolo durante un período de 50 años.

Cómo funciona el protocolo de Budwig

Cuando reemplaza las grasas y los aceites procesados con ácidos grasos saturados e insaturados que dan vida, sus células se reconstruyen y se rejuvenecen. La Dra. Budwig descubrió que consumir una mezcla de requesón, linaza y aceite de linaza tuvo los mejores resultados.

Cuando el queso cottage (que es rico en proteínas de azufre y grasas saturadas) y el lino (que es rico en ácidos grasos insaturados ricos en electrones) se combinan de esta manera, su cuerpo puede absorber estos nutrientes vitales de forma más fácil y rápida. Debido a los cambios en la agricultura, sugiero esta versión actualizada del siglo 21 del Protocolo de Budwig:

6 onzas de productos lácteos cultivados (requesón, leche de cabra, kéfir)

4 cucharadas de chía o lino brotado y molido

1 cucharada de aceite de linaza

1 cucharadita de polvo de cúrcuma

1/4 cucharadita de pimienta negra

Mezcle todos los ingredientes en un tazón o licuadora y consuma una vez al día.

Para obtener más detalles, consulté el artículo y el video que publiqué en el Protocolo de dieta de Budwig para el cáncer.

Terapia enzimática proteolítica

En 1906, John Beard propuso por primera vez que las enzimas proteolíticas pancreáticas representan la principal defensa del cuerpo contra el cáncer. Beard se centró en la terapia con enzimas pancreáticas de alta dosis porcina y en consumir una dieta holística para crear un ambiente interno en el que el cuerpo puede sanarse más a fondo.

Si bien no fue investigado durante la mayor parte del siglo 20, algunos científicos recogieron el concepto en la década de 1960. Pero no fue hasta que Nicholas J. Gonzalez, MD, comenzó a evaluar el concepto en el Cornell University Medical College en 1981, que la gente comenzó a considerar seriamente este enfoque natural.

Cómo funciona el enfoque enzimático proteolítico pancreático

El sistema nervioso autónomo consiste en los sistemas nerviosos simpático ("luchar" o "huir") y autónomo ("descansar" y "digerir"). Basando su protocolo en la investigación del Dr. Francis Pottenger en los años 1920 y 1930, el trabajo de González se centra en el equilibrio de estos dos sistemas, ya que se sospecha que son una de las principales causas de cáncer.

Descubrió que una dieta vegetariana suprime la función simpática, mientras que lo contrario es cierto con una dieta rica en carne. Entonces, después de dividir a los pacientes en diferentes categorías según sus diferencias metabólicas, su composición genética y física, estas son las recomendaciones: A las personas con tumores epiteliales como cáncer de pulmón, páncreas, colon, próstata y útero se les prescribe una dieta basada principalmente en plantas con una proteína animal mínima o nula.

Las personas con tumores de origen inmunitario o de sangre como la leucemia, el mieloma o el linfoma reciben una dieta alta en grasas y alta en proteínas animales con alimentos de origen vegetal de mínimo a moderado.

Además, estos médicos recomiendan tomar 5 gramos de enzimas proteolíticas 3 veces al día con el estómago vacío entre comidas para reducir la inflamación.

Según el Dr. Josef Beuth, la investigación detrás de este tratamiento natural contra el cáncer es bastante hermética:

Estos estudios demostraron que la terapia enzimática sistémica disminuía significativamente los efectos secundarios y las molestias inducidas por el tratamiento y inducidas por el tratamiento, como náuseas, trastornos gastrointestinales, fatiga, pérdida de peso e inquietud y, obviamente, estabilizaba la calidad de vida.

Quelación De Vitamina C

La terapia de quelación usa productos químicos o compuestos naturales para eliminar los metales tóxicos del cuerpo. La palabra "quelato" significa agarrarse a algo, que describe la capacidad de los agentes quelantes para agarrarse a las toxinas.

En general, solo los médicos holísticos y los naturópatas usan la terapia de quelación porque no es una "terapia aprobada oficialmente" para la mayoría de las afecciones en la medicina actual. Sin embargo, cuando se emplea en el sistema médico, se usa con más frecuencia para eliminar los depósitos de calcio de las arterias.

En un estudio publicado en **Free Radical Biology & Medicine**, se encontró que la terapia de quelación con vitamina C era altamente pro-oxidante después de solo una hora de tratamiento. Este beneficio duró más de 16 tratamientos en ausencia de suplementos nutricionales e incluso proporcionó "efectos antioxidantes beneficiosos a largo plazo".

Junto con la quelación con vitamina C, consumir más alimentos ricos en vitamina C también puede prevenir y combatir el cáncer.

Terapia con aceite esencial de incienso

La Dra. Budwig recomienda el aceite esencial de incienso (especialmente cuando se trata de combatir los tumores cerebrales). Y ahora los ensayos de investigación que destacan las capacidades potenciales de combate de galgos del incienso están llenando las revistas médicas. Específicamente, se ha demostrado clínicamente que el incienso indio (Boswellia serreta) es un tratamiento potencialmente efectivo para: Cáncer de cerebro, Cáncer de mama, Cáncer de colon, Cáncer de páncreas, Cáncer de próstata, Cáncer de estómago.

Según investigadores del Baylor University Medical Center en Dallas, los posibles efectos cancerígenos de los Frank-incensé deben en parte a su capacidad de influir en sus genes para promover la curación. Los científicos del cáncer de Baylor enfatizan que esta potencia hace que Boswellia serrato, sea un candidato viable tanto para la prevención como para el tratamiento del cáncer.

Frote aceite esencial de incienso en su cuello tres veces al día. Además, beba tres gotas en 8 onzas de agua tres veces al día.

Alimentos prebióticos y suplementos

Mejor conocidos como "buenas bacterias", los probióticos son microorganismos que promueven un equilibrio natural en el micro-flora intestinal. La mejor forma de incluir los probióticos en su dieta es en su estado más natural, que incluye productos lácteos crudos como el queso, el kéfir y el yogurt, pero como explico en mi primer libro; estos deben de ser criados al pasto, porque de lo contrario, no ayudan, sino que empeoran. http://bit.ly/lasaludqueteconviene

Investigaciones recientes han demostrado que la suplementación probiótica puede detener el crecimiento tumoral. Y esto tiene mucho sentido porque el 80 por ciento de su sistema inmune está alojado en su intestino. Además de apoyar su inmunidad a las enfermedades, la investigación también ha demostrado que los probióticos pueden mejorar la función digestiva y la absorción de minerales, así como ayudar a la curación del intestino permeable, ¡todo lo cual contribuye a prevenir el cáncer!

Sol y vitamina D3

La ciencia continúa respaldando el hecho de que los altos niveles de vitaminas y minerales solubles en grasas y saludables para el corazón son la clave para mantener su cuerpo libre de cáncer. Y recientemente, ha habido un progreso considerable con respecto al papel que juega la vitamina D3 soluble en grasa en la prevención del cáncer.

Los estudios de investigación están aumentando y un ensayo clínico doble ciego controlado con placebo aleatorizado en 2007 sugiere que la vitamina D puede ser una forma altamente efectiva para ayudar a prevenir el cáncer.

El estudio, publicado en el **American Journal of Clinical Nutrition,** es realmente innovador ya que evaluó a casi 1,200 mujeres posmenopáusicas durante cuatro años y rastreó cómo un suplemento de 1400-1500 miligramos de calcio en comparación con un suplemento de calcio más 1,100 UI de vitamina D3 para prevenir el cáncer.

Los resultados fueron increíbles ¡Después de solo un año de suplementación con vitamina D3, el riesgo de desarrollar todos los tipos de cáncer disminuyó en un asombroso 77 por ciento! En comparación con la mejora del 0 por ciento en los grupos con solo suplementos de calcio y placebo, ¡esto es realmente notable!

La mejor forma de obtener vitamina D

Para prevenir mejor el cáncer de mama, la investigación sugiere que debe complementarse para que sus niveles de vitamina D3 sean de al menos 40-60 ng / ml y hasta 80 ng / ml.

El punto ideal para el que está disparando es 50-70 ng / ml. Esta es la mejor manera de llegar: Optimice la vitamina D3 a través de 20 minutos de exposición al sol todos los días. Esto se logra exponiendo el 40 por ciento de su cuerpo al sol entre las 10 a. M. Y las 2 p. M.

Tome un suplemento oral que contenga alrededor de 5,000 a 10,000 UI de vitamina D3 diariamente. Debido a que son solubles en grasa, asegúrese de tomarlos con algunos alimentos "grasos" saludables que contengan aceite de coco o una bebida rica en probióticos como el kéfir.

Puede ser difícil encontrar un suplemento puro en el mercado, así que trate de encontrar una fórmula combinada de antoxantina, aceite de pescado omega-3 y vitamina D3.

Cúrcuma o Turmeric.

Si bien el vínculo entre la cúrcuma y la reversión de la enfermedad ha sido ampliamente examinado, el uso de esta especia en relación con el cáncer es uno de los temas más investigados.

Una serie de estudios de laboratorio sobre células cancerosas sugieren que la cúrcuma tiene efectos anticancerígenos. Parece ser capaz de combatir las células cancerosas y evitar que crezca más. Parece ser más eficaz contra el cáncer de mama, el cáncer de intestino, el cáncer de estómago y las células de cáncer de piel.

De hecho, un estudio de laboratorio de 2007 demostró que el tratamiento combinado de cúrcuma con quimioterapia eliminó más células de cáncer de intestino que la quimioterapia sola. Otros estudios de laboratorio también han demostrado que la cúrcuma interfiere con el desarrollo, crecimiento y propagación del cáncer. Y los investigadores han informado que la cúrcuma bloquea la formación de enzimas causantes de cáncer en los roedores.

En pocas palabras: la evidencia sugiere que, en general, la cúrcuma funciona bien para ayudar a detener el cáncer y es especialmente efectiva para ayudar a tratar el cáncer de mama, el cáncer de colon y el cáncer de piel.

Terapia de oxígeno y cámaras hiperbáricas

¨*Todas las células normales tienen un requerimiento absoluto de oxígeno, pero las células cancerosas pueden vivir sin oxígeno, una regla sin excepción. Privar a la célula el 35 por ciento de su oxígeno durante 48 horas y puede volverse canceroso.*¨~ **Otto Warburg, MD** (Ganador del Premio Nobel de Fisiología, 1931)

El Dr. Warburg dejó en claro que la causa principal del cáncer es la deficiencia de oxígeno, que crea un estado ácido en el cuerpo humano. También descubrió que las células cancerosas no respiran oxígeno y no pueden sobrevivir en presencia de altos niveles de oxígeno, como se encuentra en un estado alcalino.

Todos hemos escuchado que los antioxidantes matan los radicales libres en el cuerpo y revierten la enfermedad crónica causante del estrés oxidativo. Esta es una de las razones por las que me encanta utilizar los arándanos en mi batido de proteínas Berry matinal. Pero, ¿comer arándanos es suficiente para curar el cáncer?

Probablemente no. Es por eso que se complementa con la terapia de oxígeno y la utilización de una cámara hiperbárica, es muy beneficioso para las personas que buscan tratamientos naturales contra el cáncer.

Debido a que la presión del aire dentro de una cámara de oxígeno hiperbárico es aproximadamente 2,5 veces mayor que la presión normal en la atmósfera, hace que su sangre transporte más oxígeno a los órganos y tejidos de su cuerpo. Pensado para curar todo, desde heridas infectadas hasta lesiones por radiación, muchas personas afirman que les ha curado el cáncer. Si bien aún no es la corriente principal, un número creciente de hospitales ha comprado algunas unidades para ayudar a sus pacientes.

Orar y búsqueda de la paz

Adora al Señor y el bendecirá tu pan y tu agua; Yo apartaré de ustedes toda enfermedad¨ **éxodo 23:25**

Un corazón alegre es una buena medicina, pero un espíritu decaído, seca los huesos. ~ **Proverbios 17:22**

Panal de miel son las palabras amables: endulzan la vida y dan salud al cuerpo. **Proverbios 16:24**

Muchos estudios de investigación que se han realizado sobre los beneficios curativos de la oración, mantener la paz mental y una actitud positiva son absolutamente fundamentales para la prevención y el détox del cáncer.

Algunas personas utilizan técnicas orientales como practicar tai-chi o simplemente sentir gratitud. Sin embargo, mis formas favoritas de meditación consisten en oración, gratitud y lectura de la Biblia.

Cualquiera que sea su preferencia, asegúrese de centrarse en vivir un estilo de vida libre de estrés lleno de paz y alegría.

Terapia de hongos.

Los hongos se han utilizado en la medicina china durante más de 4.000 años, y la investigación sobre las especies de cordycep y reishi y la terapia contra el cáncer ha sido bastante sencilla. Ellos pueden: Potencialmente aumentar la supervivencia, ayuda a reducir tumores, impulse su sistema inmune.

Reducir los efectos secundarios de la radioterapia y la quimioterapia, como náuseas y pérdida de cabello

Por supuesto, todos estos resultados dependen de los extractos que elija y sus concentraciones. Algunas fuentes incluso sugieren que complementarse con una dosis complementaria de vitamina C también es necesario.

Fuentes:

Book: The Gerson Therapy: the Proven Nutritional Program for Cancer and Other Illnesses **Book: The Gerson miracle**

Documental: A beautiful truth

CAPITULO 10

DETOX PARA TODOS

Esta lista es pensando en las personas de pocos recursos o que no son dedicadas a la salud ya sea por falta de tiempo o poco interés. Tomar agua calentada en ayunas, funciona como détox. Claro que se debe tener paciencia y esperar mas de 3 meses para observar cabios duraderos. 4 a 5 tazas de agua calentada en ayunas, añadir limón, vinagre de sidra de manzana, y/o pimienta de cayena si quieres ver resultados más rápido. Esperar 30 o mas minutos para comer luego de tomar el agua tibia.

La manzana verde orgánica, contiene boro, un micronutriente que ayuda a balancear los metales del cuerpo, a limpiar de metales pesados, promueve la restauración de las paredes de la célula, lo cual la habilita para pelear enfermedades.

La carnitina amino acido limpiador, activa el metabolismo de las grasas inteligentemente, así que solo va a metabolizar las grasas malas, y la buena la aprovecha para uso celular, también fortalece el corazón. La carnitina se crea en el hígado, pero ya sabemos con la edad este micronutriente y tantos otros, empiezan a fallar, por eso es bueno consumirlo en suplemento de vez en vez. La carne de res, el pescado, lácteos y pavo (orgánico o criado al pasto) contienen carnitina en una forma muy asimilable, el que no come producto animal, puede optar por: almendras, zanahorias, arroz integral, y berenjenas, melocotón y peras.

Los jugos verdes, también limpia el cuerpo humano. Yo adoro la energía que me aporta y el sentido de bienestar que me dura meses. Pero para hacer el protocolo de détox con jugo verdes, hay que informarse muy bien. Pero en general los jugos verdes son muy efectivos para limpiar varios sistemas del cuerpo, pero esto tiene una ciencia exacta, no puede ser cualquier mezcla de vegetales y frutas. Lo explico paso a paso en mi libro. www.Bit.ly/lasaludqueteconviene

La Sauna: Reduce el estrés, balancea las hormonas, reactiva la producción de colágeno y elastina al sudar toxinas, por lo tanto, reduce las arrugas, reduce inflamación. La sauna por 20 minutos 2 veces a la semana te ayudara a bajar de peso, ya que quema 450 calorías por cada 20 minutos. También baja la presión de la sangre también aumenta el ritmo cardíaco y mejora la circulación y la oxigenación ya que los vasos sanguíneos se dilatan y aumenta la circulación de la sangre, lo que significa más oxígeno. La sangre trae oxígeno y nutrientes a cada órgano, y los ayuda a sanar. La sauna infrarroja, ayuda a detener el crecimiento de células cancerosas, y remueve los químicos y metales pesados de nuestro cuerpo por el sudor y la orina. Muchísimos estudios científicos han demostrado que personas con alto niveles de metales pesados en su cuerpo, no lo eliminan tan fácilmente cuando orinan, peor al usar la sauna infrarroja, sí. Y la última razón increíblemente buena para usar sauna es un estudio por las naciones europeas, que demostró que usar sauna de cualquiera que sea, 2 a 5 veces semana aleja el Alzheimer porque protege el celebro.

El cilantro. Siempre se ha dicho que esta hierba aromática es antibiótico natural, yo recuerdo mi abuela usando cilantro hasta para heridas en la piel. La sabiduría anciana no se equivoca, y la ciencia moderna siempre termina dándole la razón. El cilantro es un potente limpiador del cuerpo. Y numerosos estudios clínicos-científicos lo han demostrado. Tiene propiedades antibacterianas, especialmente frente a la temible salmonella. Su intenso sabor permite sazonar cualquier guiso. Por su efecto saciante, puede ayudarte a evitar los ataques de hambre y a prevenir el exceso de peso.

Pero quizá lo más sorprendente del cilantro es su potente efecto détox, en especial frente a metales pesados como el plomo, un problema mundial por la creciente contaminación ambiental. Esta capacidad es conocida como efecto "quelante" (capaz de "atrapar" metales de efecto tóxico) se está estudiando muy seriamente su empleo como purificador de agua. Un nuevo estudio ha demostrado que es un método más barato que el carbón activado y, por tanto, muy valioso en regiones pobres del planeta. En el estudio que te comento, el cilantro fue la planta que mayor capacidad bio-absorbente demostró para filtrar las aguas. Hay varias maneras fáciles de implementar el cilantro en tu rutina, aunque no seas muy de hacer limpiezas de tu cuerpo, puedes beneficiarte de esta mágica planta.

El Dr. Yoshiaki Omura de **Heart Research Foundation** en Nueva York descubrió una forma única y fácil de eliminar metales pesados como mercurio, plomo y aluminio. Él y sus colegas estaban usando antibióticos y compuestos antivirales para tratar infecciones, pero tenían poco éxito a largo plazo. Los síntomas de los pacientes desaparecerían, solo para reaparecer en unos pocos meses. Mientras que el **Dr. Omura** estaba probando la orina de un paciente, descubrió que los niveles de mercurio en la orina aumentaron significativamente después de que el paciente consumió sopa vietnamita, que contiene cilantro. Puso a todos los pacientes participantes en jugo y

sopa a base de bastante cilantro y los resultados fueron rápidos, y permanentes; Todos los pacientes resultaron limpios de metales pesados y en 12 años que duro el monitoreo de estos, no volvieron a retener metales pesados en sus cuerpos.

JUGO DETOX DE CILANTRO

1 manojo de cilantro.(media taza)
2 pulgadas de jengibre 1 limón 1 lima.
3 pepinos grandes
2 veces al día por 2 semanas

El jugo De Remolacha, también es conocido como potente détox de todo el cuerpo, y es bastante asequible ya que este ingrediente es sumamente fácil de hallar.

JUDO DETOX DE REMOLACHA

1 remolacha

1 pulgadas de jengibre

1 limón

Hervir por 15 minutos la remolacha y el jengibre retirar del fuego y batir en una licuadora, añadir el limón y se puede tomar con miel natural. Tomar en ayunas por 8 días.

Fuentes.

https://www.ncbi.nlm.nih.gov https://www.livestrong.com/article/

https://www.ncbi.nlm.nih.gov/pubmed/

CAPITULO 11

DETOX -AYUNO INTERMITENTE.

El profesor **Yoshinori Ohsumi**, del Instituto de Tecnología de Tokio, recibió el Premio Nobel de Medicina 2016 por su investigación sobre la autofagia, el proceso utilizado por las células para descomponer orgánulos dañados y reciclar proteínas no utilizadas. El Nobel es el tercer premio que Ohsumi ha ganado este año. A principios de año, el trabajo de Ohsumi fue reconocido con el Premio Paul Janssen a la Investigación Biomédica, el 45.º Premio Rosenstiel y el 15º Premio Wiley en Ciencias Biomédicas. Ohsumi también es muy querido en su país de origen, habiendo sido galardonado con el Premio Internacional de Biología 2015 otorgado por la Sociedad de Japón para la Promoción de la Ciencia, así como el Premio de Kyoto de 2012. Trabajando en la levadura, Ohsumi fue el primero en identificar genes que controlan la autofagia en los años noventa. Desde entonces, ha quedado claro que la autofagia es esencial para la homeostasis de células normales, y los defectos en la autofagia se han relacionado con enfermedades que van desde la enfermedad de Alzheimer hasta el cáncer. Se sabe que la autofagia se desencadena por el ayuno intermitente y se cree que es una de las razones por las que el ayuno parece evitar el envejecimiento. Aunque actualmente no existen medicamentos que se dirijan a la autofagia disponible en el mercado, se están desarrollando activadores e inhibidores de la autofagia. "Me gustaría enfatizar nuevamente la importancia de la investigación básica", dijo Ohsumi según lo informado por el Wall Street Journal. "Cuando comencé a investigar, nunca pensé que se trataba de una investigación que llevaría a un Premio Nobel. Para ser honesto, eso nunca fue algo que me motivó". Ohsumi venció a otros contendientes asiáticos que Thomson Reuters pronosticó para ser los Laureados de citas que probablemente ganen el Premio Nobel 2016, incluido el Profesor Tasuku Honjo de la Universidad de Kyoto y el Profesor Dennis Lo de la Universidad China de Hong Kong. Su triunfo marca el segundo año consecutivo en que un científico japonés ha ganado el Premio Nobel de Medicina y la primera vez desde 2010 que el Premio se otorga a un único ganador.

El Profesor Ohsumi, descubrió 6 maneras en las que las células activan este proceso de ¨auto-reciclaje¨ y esto activa también las células madres, sanar tejidos dañados, reparar proteínas, y tejidos, creando un balance total en el cuerpo.

1. El método 16/8: rápido durante 16 horas cada día.
El Método 16/8 consiste en ayunar todos los días durante 14 a 16 horas, y restringir su "ventana de alimentación" diaria a 8 a 10 horas.

Dentro de la ventana de comer, puede caber en 2, 3 o más comidas.

Este método también se conoce como el protocolo Leangains y fue popularizado por el experto en acondicionamiento físico **Martin Berkhan**.

Hacer este método de ayuno puede ser tan simple como no comer nada después de la cena y saltarse el desayuno.

Por ejemplo, si termina su última comida a las 8 p. M. Y luego no come hasta las 12 del mediodía del día siguiente, técnicamente está ayunando durante 16 horas entre las comidas.

Para las personas que tienen hambre en la mañana y les gusta desayunar, al principio puede ser difícil acostumbrarse. Sin embargo, muchos patrones de desayuno en realidad comen instintivamente de esta manera.

Puede tomar agua, café y otras bebidas no calóricas durante el ayuno, y esto puede ayudar a reducir los niveles de hambre.

Es muy importante comer principalmente alimentos saludables durante su ventana de comer. Esto no funcionará si comes mucha comida chatarra o cantidades excesivas de calorías vacías como las harinas refinadas.

Personalmente, considero que esta es la forma más "natural" de hacer un ayuno intermitente. Yo misma lo hago y encuentro que es 100% sin esfuerzo.

Sigo una dieta baja en carbohidratos, por lo que mi apetito se ha menguado un poco. Simplemente no siento hambre hasta alrededor de la 2 pm de la tarde. Luego como mi última comida alrededor de las 6 a las 9 pm, así que terminé en ayunas durante 16-19 horas.

El punto es que:

El método **16/8** implica ayunos diarios de 16 horas para hombres y de 14-15 horas para mujeres. Cada día, restringe su alimentación a una "ventana para comer" de 8 a 10 horas en la que puede incluir de 2 a 3 comidas o más.

2do. Método; La dieta 5: 2: ayuno durante 2 días a la semana.

La dieta 5: 2 implica comer normalmente 5 días de la semana, mientras que restringe las calorías a 500-600 en dos días de la semana.

Esta dieta también se conoce como la dieta rápida, y fue popularizada por el periodista y doctor **británico Michael Mosley.**

En los días de ayuno, se recomienda que las mujeres coman 500 calorías y los hombres 600 calorías.
Por ejemplo, puede comer normalmente todos los días, excepto los lunes y los jueves, donde come dos comidas pequeñas (250 calorías por comida para las mujeres y 300 para los hombres).

3er. Método; Comer-parar-comer. Haz un ayuno de 24 horas, una o dos veces por semana.

Este método fue popularizado por el experto en acondicionamiento físico
Brad Pilon, y ha sido muy popular durante algunos años
El problema con este método es que un ayuno completo de 24 horas puede ser bastante difícil para muchas personas.

Sin embargo, no necesita empezar con esto de inmediato, comenzando con 14-16 horas y luego avanzar desde allí está bien.
Personalmente, he hecho esto algunas veces. Encontré la primera parte del ayuno muy fácil. Lo que se me dificulta es hacerlo más de 24 horas. Necesito aplicar una

autodisciplina seria para terminar las 24 horas completas y con frecuencia me veo y ceno un poco antes.

El punto es que: Comer-parar-comer, es un programa intermitente de ayuno con uno o dos ayunos de 24 horas.

4to. Método; Ayuno en días alternos: ayuna cada dos días. El ayuno en días alternos significa ayunar cada dos días.

Hay varias versiones diferentes de esto. Algunos de ellos permiten alrededor de 500 calorías durante los días de ayuno.

Muchos de los estudios de laboratorio que muestran los beneficios para la salud del ayuno intermitente usaron alguna versión de esto.

Un ayuno completo cada dos días parece bastante extremo, por lo que no lo recomiendo para principiantes.

Con este método, te acostarás con mucha hambre varias veces por semana, lo que no es muy agradable y probablemente insostenible a largo plazo.

El punto es que:

El método; Ayuno en días alternos significa ayunar cada dos días, ya sea por no comer nada o solo por comer unos pocos cientos de calorías.

5to. Método; Ayuno del guerrero: Espera todo el día, comer una gran comida por la noche.

La dieta del guerrero fue popularizada por el experto en fitness **Dr. Hofmekler**. .

Básicamente esta dieta enseña que, usted "ayuna" todo el día y se "festeja" por la noche dentro de una ventana para comer en una ventana de 4 horas.

La dieta del guerrero fue una de las primeras "dietas" populares en incluir una forma de ayuno intermitente.

Esta dieta también hace hincapié en las elecciones de alimentos que son bastante similares a las de una dieta paleo: alimentos completos y sin procesar que se parecen a lo que parecían en la naturaleza.

El punto es que; Método de la dieta del guerrero, consiste en comer solo pequeñas cantidades de verduras y frutas durante el día, y luego comer una gran comida en la noche.

6to. Método; Saltarse la comida espontáneamente: omita las comidas cuando sea conveniente.
Otra opción es simplemente saltarse las comidas de vez en cuando, cuando no tenga hambre o esté demasiado ocupado para cocinar y comer.
Es un mito que las personas necesitan comer cada pocas horas o que alcanzarán el "modo de inanición" o perderán músculo.
El cuerpo humano está bien equipado para manejar largos períodos de hambre, y mucho menos perder una o dos comidas de vez en cuando.
Entonces, si realmente no tiene hambre algún día, omita el desayuno y simplemente coma un almuerzo y cena saludables. O si viaja a algún lugar y no puede encontrar nada que quiera comer, haga un ayuno corto.

Saltarse 1 o 2 comidas cuando te apetece es básicamente un ayuno intermitente espontáneo.
Solo asegúrate de comer alimentos saludables en las otras comidas.

El punto es que este método es; Otra forma más "natural" de hacer un ayuno intermitente es simplemente saltear 1 o 2 comidas cuando no tenga hambre o no tenga tiempo para comer.

Hay muchas personas que obtienen excelentes resultados con algunos de estos métodos.

El ayuno intermitente no es para todos. No porque un científico súper comprobado y premiado lo recomiende, significa que sea bueno para todos los humanos… Yo sí creo que es bueno y por eso tengo años aplicando todos los métodos aquí explicados. Los ayunos fueron u siguen siendo una gran parte de mi viaje por la salud y bienestar.

Algunos también creen que puede no ser tan beneficioso para las mujeres como los hombres, y también puede ser una mala elección para las personas que son propensas a los trastornos alimentarios. Si decides probar esto, ten en cuenta que también debes comer sano. No es posible atracarse con la comida chatarra durante los períodos de alimentación y esperar perder peso y mejorar la salud.

Las calorías y las toxinas, aún cuentan, y la calidad de los alimentos sigue siendo absolutamente crucial

Lea más de la revista Asian Scientist en:
https://www.asianscientist.com/2016/10/topnews/2016-nobel-prize-medicine-awarded-yoshinoriohsumi/

CAPITULO 12

EL DETOX DEL JUGO DE APIO

El apio es verdaderamente el salvador cuando se trata de enfermedades crónicas. Hay a miles de testimonios de personas que sufren enfermedades crónicas y misteriosas restaurar su salud al tomar 16 onzas de jugo de apio al día con el estómago vacío. Este movimiento lo **originó Anthony Williams, conocido autor y nutriólogo.**

El jugo de apio es más poderoso cuando lo tomas solo. Si bien es genial consumir otros jugos verdes o jugos de verduras y agregar elementos como espinacas, pepino, perejil, cilantro o manzanas, beba esos jugos mezclados en un momento diferente al jugo de apio puro. Estas mezclas funcionan de manera diferente a lo del jugo de apio puro que se toma con el estómago vacío. Si bebe el jugo de apio a primera hora de la mañana, también reforzará la digestión de los alimentos que ingiere durante el resto del día.

El jugo de apio está lleno de poderosas propiedades antiinflamatorias. Esto significa que es altamente beneficioso para las personas que padecen enfermedades crónicas y misteriosas, incluidas las afecciones etiquetadas como "autoinmunes". Tiroiditis de Hashimoto, artritis reumatoide (AR), fibromialgia, encefalomielitis miálgica / síndrome de fatiga crónica (EM / SFC), enfermedad de Lyme, migrañas, vértigo, enfermedad celíaca, síndrome del intestino irritable (SII), diabetes, psoriasis, eccema, acné, lupus, síndrome de Guillain-

Barré, sarcoidosis, síndrome de Raynaud, enfermedad de Ménière, enfermedad por reflujo gastroesofágico (ERGE), gota, bursitis, hinchazón, obstrucción intestinal Distensión, reflujo ácido, vértigo, estreñimiento, síndrome de las piernas inquietas, hormigueo, entumecimiento: todos estos síntomas y enfermedades son misterios para las comunidades médicas, aunque tengan nombres. Sus verdaderas causas aún no son conocidas por la investigación médica y la ciencia.

El apio ha demostrado en muchos estudios, ser perfecto para revertir la inflamación, ya que hace que los agentes patógenos, como las bacterias y los virus improductivos como el Epstein-Barr (EBV), que lo crean, se queden sin alimentos.

El apio es capaz de matar a los patógenos, además de que contiene una multitud de sales minerales que actúan juntas como un antiséptico. Cuando estas potentes sales minerales entran en contacto con virus, bacterias tales como estreptococos; y otros agentes patógenos, los perturbadores responsables de las enfermedades crónicas, las sales comienzan a romper las membranas celulares de los agentes patógenos, y eventualmente las destruyen.

Si le preocupa que el sodio en el apio sea un problema porque ha escuchado que "la sal es sal", sepa que el sodio en el apio no es solo sal o el mineral básico de sodio. El sodio natural del apio en realidad ayuda a estabilizar la presión arterial, bajándola cuando está demasiado alta y subiendo cuando está demasiado baja. Además, no deshidratará sus órganos, sino que se aferrará a sales tóxicas y peligrosas de alimentos de baja calidad y ayudará a extraerlos de su cuerpo mientras los reemplaza con sales buenas.

¨*Estos subgrupos de sodio se unen como uno solo y están infundidos con otros compuestos químicos críticos de apio e información que es altamente activa en la curación del cuerpo. La ciencia aún no ha estudiado estas sales. Con el tiempo, la investigación revelará que estas sales de racimo funcionan de manera simbiótica y sistemática para eliminar las toxinas, los patógenos muertos, como los virus y las bacterias, y las neurotoxinas y desechos patógenos de todas las grietas del cuerpo.*¨ **DR MERCOLA**

¨*Las neurotoxinas, por cierto, son creadas por virus como el EBV que se alimenta de metales pesados tóxicos, como el mercurio y el aluminio. La ciencia médica y la investigación*

son muy conscientes de que los virus se alimentan de cierto combustible, y mucho menos de que producen neurotoxinas como desechos ¨**DR AXE**

Ahora que sabe que los patógenos como el EBV son responsables de las enfermedades crónicas, puede comprender cuán importante es realmente la función antiséptica de las sales de racimo de apio. Sus glóbulos blancos utilizan estas sales de racimo como escudo y arma para atacar a los virus y las bacterias improductivas, y eso se traduce en alivio de los numerosos síntomas y condiciones que causan.

¨*Las sales minerales son críticas para que nuestros cuerpos funcionen de manera óptima*¨ **SALLY FALLON**

Mantienen sus riñones y suprarrenales en funcionamiento y aumentan el ácido clorhídrico de su intestino para que su cuerpo pueda descomponer y asimilar lo que come, mientras que equilibran su pH, limpian y reparan su estómago, el resto de su tracto digestivo y, lo que es más importante; tu hígado.

Las sales minerales, específicamente en el apio, son fundamentales para la electricidad que gobierna el cuerpo: son componentes básicos de los neurotransmisores, activan la actividad de los impulsos eléctricos y respaldan la función de las neuronas. Un cerebro con impulsos eléctricos débiles y neurotransmisores débiles se apaga y entra en modo de "batería baja", lo que hace que el jugo de apio, un cargador de batería para el cerebro, sea una respuesta para evitar que esto suceda. Las sales minerales mantienen el bombeo del corazón y crean los neurotransmisores necesarios para llevar la información del punto A al punto B, es decir, de una neurona a otra.

¨Las sales minerales del apio son un apoyo tan importante para el sistema nervioso central significa que son extremadamente curativos para las personas que luchan con la depresión, la ansiedad, la niebla cerebral, la confusión, el trastorno bipolar, la pérdida de memoria, la enfermedad de Alzheimer, el trastorno obsesivo-compulsivo (TOC) , trastorno por déficit de atención / hiperactividad (TDAH) y trastorno por estrés postraumático (TEPT), así como a personas que tienen dificultades para concentrarse y concentrarse. **ANTHONY WILLIAMS**

Los electrolitos en el apio se hidratan a un nivel celular profundo, lo que disminuye las posibilidades de sufrir migrañas, ansiedad, ataques de pánico y más. El apio también estabiliza y apoya las glándulas suprarrenales, ofrece ayuda para el estrés y repara las células dañadas dentro del hígado.

Y dado que las sales minerales del apio son antibacterianas, matan bacterias como el estreptococo, y eso fomenta un ambiente saludable para las bacterias "buenas¨.

El apio tiene la capacidad de limpiar toxinas de la tiroides y reforzar la producción de la hormona tiroidea T3.

ZUMO DE APIO Y ENFERMEDAD AUTOINMUNE

La capacidad del apio para destruir y eliminar los virus es una noticia que cambia la vida de cualquiera a quien se le haya dicho que tiene una enfermedad autoinmune. Tu cuerpo es leal a ti. Lo mejor es ayudarlo a estar completo y sanado. Tu propio sistema inmunológico nunca te dañará, solo funciona para ti.

EL APIO AYUDA ABALANCEAR EL PH

¿Por qué es tan beneficioso que el jugo de apio refuerza el ácido clorhídrico en el intestino? Porque el ácido clorhídrico es crítico para la digestión y para mantener su sistema digestivo alcalino según la Universidad De Maryland.

Aunque podemos escuchar la palabra "ácido" y pensar "mal", los ácidos gástricos, incluido el ácido clorhídrico, son ácidos críticos y útiles para nuestra salud, que no deben confundirse con tener un sistema digestivo ácido, que es perjudicial para la salud.

Cuando comes, la comida baja rápidamente a tu estómago para ser digerida con la ayuda del ácido clorhídrico. El ácido clorhídrico no es solo un ácido, en realidad es una mezcla compleja de siete ácidos. Si los niveles de ácido clorhídrico están desequilibrados o son bajos, su comida no será suficientemente digerida en su estómago.

PREVENIR LA PERMEABILIDAD DE LA AMONÍA, UNA MAYOR CAUSA DESCONOCIDA DE LA SALUD EN NIÑOS

Esta putrefacción, crea gas amoníaco, que tiene la capacidad de flotar, como un fantasma, fuera de su tracto digestivo y directamente en el torrente sanguíneo. También puede atravesar órganos como el hígado y el cerebro. Y esto se conoce como permeabilidad al amoniaco. Aquí es donde entra nuestro heroico jugo de apio: reconstruye de manera efectiva el complejo equilibrio del estómago y el suministro de ácido clorhídrico. Y según el French Journal, también fortalece el sistema digestivo al ayudar a curar el hígado, lo que conduce a un aumento en la producción de bilis, aliviando el estreñimiento y la hinchazón. Además, al reducir los niveles de patógenos, como las bacterias y los virus, y los invasores, como los hongos y el moho, se fortalece el revestimiento intestinal. El jugo de apio es una de las formas más profunda, para restaurar la salud digestiva.

JUGO DE APIO PARA CUERPO Y EMOCIONES.

Tendemos a tener mucho miedo en nuestras entrañas. El nerviosismo causa esas sensaciones que conocemos como tirones o mariposas en el estómago, y la ansiedad puede correr profundamente a través del sistema nervioso, haciendo que nuestras tripas se conviertan en nudos. El jugo de apio también alivia nuestras mentes y corazones. Úsalo para calmarlo.

CONSEJOS DE JUGO DE APIO

Si quieres sanar y mejorar tu salud de manera rápida y eficiente, sigue esta rutina:

* La recomendación de **Anthony William Coviello** (fundador del reto del apio), cada mañana, toma 16 onzas de jugo de apio

con el estómago vacío. Asegúrate de que sea jugo de apio fresco y sin otros ingredientes. Esperar al menos 20 minutos después de beber su jugo de apio antes de consumir cualquier otra cosa.

* Si es sensible y 16 onzas es demasiado, comience con una cantidad menor y vaya subiendo.

* Utilice el apio orgánico siempre. Ya que el apio criado convencionalmente, necesita pesticidas, y al ser casi 100% agua, los venenos penetran muy adentro del mismo. Lavarlo no será suficiente

* Si el sabor del jugo de apio es demasiado fuerte, poner un pepino y / o una manzana verde con el apio. Esta es una gran opción a medida que se adapta al sabor. A medida que te acostumbras, sigue aumentando la proporción de apio; los mayores beneficios vienen cuando el jugo de apio se consume solo.

RECETA DE JUGO DE APIO

El simple y fresco jugo de apio es uno de los jugos curativos más poderosos disponibles para nosotros. Esta bebida limpia y verde es la mejor manera de comenzar el día. ¡Convierta este jugo en parte de su rutina diaria, y pronto no querrá pasar un día sin él!

Ingredientes:

1 manojo de apio

Direcciones:

Enjuague el apio y páselo por un exprimidor. Tomar en ayunas e inmediatamente para obtener mejores resultados.

Aprende más acerca de los milagrosos poderes curativos del jugo de apio en los libros Thyroid Healing & Liver Rescue

"Su sistema digestivo y cómo funciona". Departamento de Salud y Servicios Humanos de EE. UU. Instituto Nacional de Diabetes y Enfermedades Digestivas y del Riñón. NIH.gov (Dic 2017. Accedido el 29 de marzo de 2018.)

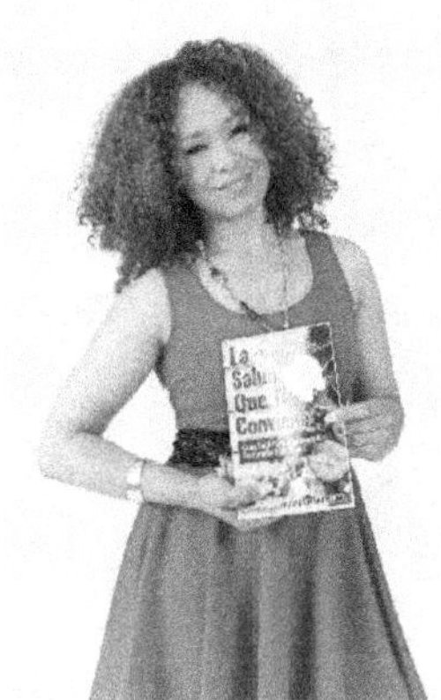

Actriz- Coach de Salud Holística-cocina curativa
-Blogger-Podcaster -Autora Bestseller

Yahaira es la primera Dominicana en publicar un libro sobre
nutrición holística en el extranjero y es autor bestseller#1 en
Amazon con sus primeros 2 libros, top 10 con su nuevo libro.
Hoy Yahaira tiene certificaciones como especialista en
hidratación molecular, medicina holística, coach de salud y
estilo de vida y fertilidad, agricultor urbano, además es titular
especialista en nutrición holística. Yahaira empezó a escribir
sobre naturopatía desde el 2008 en su blog. Recientemente
fundó; ¡Que te conviene! Práctica privada sobre salud holística
para inspirar a las madres como sanadora de sus familias con
sólo nutrición tradicional y manejo del estrés. Yahaira también
tiene un podcast sobre salud, que se publica en más de 10
plataformas cada semana #holisticamentehablando y ofrece
entrenamientos de fertilidad, clases de cocina intuitiva en
talleres y webinarios en español.

Yahaira Florentino

Otros libros de Yahaira Florentino.

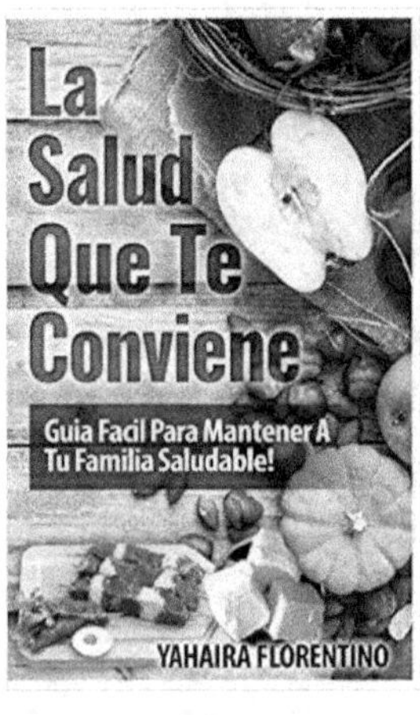

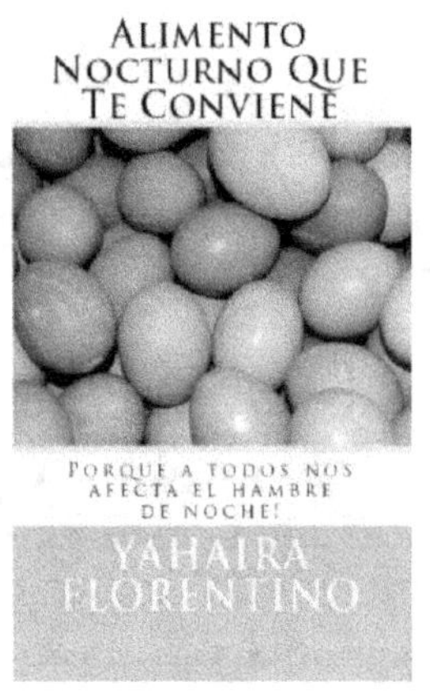

www.ingramcontent.com/pod-product-compliance
Lightning Source LLC
Chambersburg PA
CBHW070133260726
48658CB00001B/389